肺结核筹资和医保支付改革理论与实践

主　审　王禄生

主　编　程　斌

副主编　陈迎春　高广颖

人民卫生出版社

图书在版编目（CIP）数据

肺结核筹资和医保支付改革理论与实践 / 程斌主编
. —北京：人民卫生出版社，2019
ISBN 978-7-117-29049-4

Ⅰ. ①肺… Ⅱ. ①程… Ⅲ. ①肺结核 – 集资医疗 – 研
究 – 中国②肺结核 – 医疗保险 – 支付方式 – 体制改革 – 研
究 – 中国 Ⅳ. ①R199.2②F842.625

中国版本图书馆 CIP 数据核字（2019）第 217413 号

人卫智网	www.ipmph.com	医学教育、学术、考试、健康，购书智慧智能综合服务平台
人卫官网	www.pmph.com	人卫官方资讯发布平台

肺结核筹资和医保支付改革理论与实践

主　　编：程　斌
出版发行：人民卫生出版社（中继线 010-59780011）
地　　址：北京市朝阳区潘家园南里 19 号
邮　　编：100021
E - mail：pmph @ pmph.com
购书热线：010-59787592　010-59787584　010-65264830
印　　刷：三河市潮河印业有限公司
经　　销：新华书店
开　　本：710×1000　1/16　印张：13
字　　数：240 千字
版　　次：2019 年 10 月第 1 版　2019 年 10 月第 1 版第 1 次印刷
标准书号：ISBN 978-7-117-29049-4
定　　价：40.00 元

打击盗版举报电话：**010-59787491**　**E-mail：WQ @ pmph.com**
（凡属印装质量问题请与本社市场营销中心联系退换）

《肺结核筹资和医保支付改革理论与实践》

编写委员会

顾　　问（以姓氏笔画为序）

王　倪　　王撷秀　　王黎霞　　朱兆芳　　李　游

张　慧　　金水高　　姜世闻　　袁　准　　桓世彤

钱秉中　　黄　飞

编　　委（以姓氏笔画为序）

王禄生　　李浩淼　　陈迎春　　胡星宇　　高广颖

高孟秋　　龚光雯　　程　斌

参编人员（以姓氏笔画为序）

王会银　　王晓林　　王晓萌　　吕海波　　刘　魁

孙　强　　吴　伦　　张铁娟　　袁燕莉　　辅海平

彭　颖　　雷　娟　　潘　艳

前　言

　　结核病是全球十大死因之一,是全球最严重的公共卫生威胁。2014年世界卫生组织(WHO)通过了全球2035年《终止结核病战略》,"到2035年,结核病发病率比2015年降低90%,结核病死亡数降低95%,没有因结核病而面临灾难性费用的受影响家庭"。我国结核病报告发病率虽从2015年的63.4/10万下降到2018年的59.3/10万,年递降率为2.2%,但仍是全球位列第二的结核病高负担国家,结核病防控任务极为艰巨。

　　我国肺结核发病率和死亡率均位居于甲乙类传染病第二位,是最具威胁的传染病之一;而且肺结核多发生在贫困人群,是因病致贫、因病返贫的重要原因。2010年全国第五次结核病流行病学调查结果显示:农村地区结核病疫情高于城镇,西部地区高于东部和中部地区;80%以上的结核病患者家庭年人均收入低于当地平均水平,家庭灾难性卫生支出发生率较高。若肺结核患者被及早发现、合理治疗、规范完成全疗程,绝大多数患者都可治愈。这不仅可有效控制传染源,遏制结核病流行;还可降低产生难治且医疗费用极为昂贵的耐药肺结核的几率,有效减轻患者个人乃至社会的疾病经济负担,具有明显的正外部效应。

　　《"健康中国2030"规划纲要》已经对结核病防治提出了明确要求。2019年,国家卫生健康委、国家发展改革委、国家医保局等八部委联合制定了《遏制结核病行动计划(2019—2022年)》,明确提出"到2022年,全国肺结核发病率降至55/10万以下,死亡率维持3/10万以下"的总体目标,并指出"不断完善保障政策,积极探索按病种付费等支付方式改革,推行规范化诊疗,加强临床路径管理,降低群众疾病负担"的具体目标。

　　为减轻肺结核患者的经济负担,2016年,原国家卫生和计划生育委员会—盖茨基金会结核病防治合作项目三期(以下简称"中盖结核病项目三期")要求在总结前两期经验教训的基础上，探索提高结核病患者医疗保障水平的策略。一方面，通过多渠道筹资，提高肺结核患者的医疗保障水平；另一方面，开展肺结核支付方式改革，规范结核病定点医疗机构的诊疗行为，控制不合理医疗费用，最终实现普通肺结核患者自付费用比例低于 30%、贫困和耐多药肺结核患者自付费用比例低于 10% 的目标。2016—2018 年，中盖结核病项目三期在浙江、吉林和宁夏三个项目省（自治区）开展肺结核筹资与支付方式改革试点。基于"防、治、管"三位一体的肺结核防治服务体系，探索建立了促进肺结核患者全疗程规范化治疗与管理的筹资和支付方式改革模式。经过三年的艰苦探索和实践，取得了良好的效果，明显减轻了患者的疾病经济负担，基本实现了中盖结核病项目目标，为助力"遏制结核病行动"和"健康中国 2030"，促进社会经济发展贡献了宝贵的经验。

为了进一步总结和推广中盖结核病项目三期试点经验，为其他地区开展肺结核筹资与支付改革提供参考和借鉴，我们撰写了《肺结核筹资和医保支付改革理论与实践》一书，共包括七章内容。第一章分析了肺结核疾病经济负担，以及对社会与经济的影响；第二章阐述了结核病的筹资理论和国际经验；第三章介绍了中国肺结核筹资现状，以及浙江、吉林、宁夏三个项目省（自治区）肺结核筹资的实践；第四章介绍了医疗保险支付方式改革的理论基础，以及国内外支付方式改革的实践；第五章系统、全面地阐述了肺结核支付方式改革的设计理念、测算方法、模式设计及实施监管等核心内容；第六章介绍了浙江桐乡、吉林德惠、宁夏吴忠三个试点地区肺结核医保支付方式改革实践的具体做法；第七章对试点地区肺结核筹资和医保支付方式改革实践效果进行评估，总结经验教训，提出政策建议。

《肺结核筹资和医保支付改革理论与实践》由国家卫生健康委卫生发展研究中心牵头，在华中科技大学同济医学院和首都医科大学的鼎力相助下共同完成。本书编写过程中得到了盖茨基金会、中国疾病预防控制中心和首都医科大学附属北京胸科医院专家们的悉心指导，浙江省、吉林省和宁夏回族自治区三个项目省（自治区）的中盖结核病项目办，以及桐乡市、德惠市、吴忠市三个试点地区在书稿撰写过程中给予了大力支持和配合，为本书提供相关资料和数据。在此对各个单位、各位专家、各位同仁的付出表示衷心感谢！由于时间和水平有限，书中不足之处在所难免，恳请读者不吝赐教。

编者
2019 年 5 月

目　录

第一章
肺结核经济学分析

肺结核是一种慢性呼吸道传染病。世界卫生组织(WHO)《2018 年全球结核病报告》指出:"2017 年,全球新发结核病患者约 1 000 万,结核病发病率为 133/10 万"。中国仍然是全球 30 个结核病高负担国家之一,估算中国新发结核病患者数为 88.9 万,结核病负担居全球第二,结核病发病率为 63/10 万,在 30 个结核病高负担国家中排第 28 位。

结核病也是全球致死人数最多的传染病,2017 年,全球估算结核病死亡数约 157 万,死亡率 17/10 万,结核病死因顺位为第 10 位。在全球 30 个结核病高负担国家中,结核病死亡数最高的是印度(41 万),最低的是纳米比亚(0.8 万);结核病死亡率最高的是莫桑比克(73/10 万),最低的是巴西(2.4/10 万)。中国结核病死亡数为 3.7 万,死亡率为 2.6/10 万,在全球 30 个结核病高负担国家中排第 29 位。

我国结核病防治工作已经取得了明显成效,但是结核病仍然是威胁人民群众健康的重大传染性疾病,尤其耐多药肺结核、利福平耐药肺结核已经成为我国结核病控制工作的瓶颈。每年新发结核病数量仍居我国甲、乙类报告传染病的第二位,仅次于肝炎。《"健康中国 2030"规划》明确提出消除重大疾病危害;加强重大传染病防控。最大范围尽早发现并确诊患者、合理用药、规律服药、完成全程治疗。但是医疗负担是影响患者不能及时就诊、接受治疗、坚持完成治疗的主要原因之一。因此,结核病作为社会公共卫生问题,如何建立一种筹资保障机制,有效地控制和防范结核病的发生,减低结核病患者的疾病经济负担,防止结核病患者出现因病致贫、因病返贫的社会问题,减少对社会所造成的经济负担,是实现《遏制结核病行动计划(2019—2022 年)》和终止结核病流行的全球目标亟待研究和必须解决的关键问题之一。

第一节 肺结核概述

一、肺结核的基本概念和分类

(一) 基本概念

1. 肺结核   结核病(tuberculosis,TB)是由结核分枝杆菌(简称:结核杆菌)引起的慢性传染病,可侵及许多脏器,以肺部结核感染最为常见,肺结核(pulmonary tuberculosis)约占结核病的 80% 左右。除少数可急起发病外,临床上多呈慢性过程,常有低热、乏力等全身症状和咳嗽、咯血等呼吸系统表现。排菌的肺结核患者是社会传染源,当肺结核患者将结核杆菌排出到空气中,可以使健康人群受到感染。因此,肺结核是一种具有明显负外部效应的传染性疾病。

2. 肺结核的传播途径   结核杆菌可通过呼吸道、皮肤、黏膜等方式进行传播,其中主要传播方式为呼吸道传播,通过尘埃或者飞沫,经过呼吸道进入人体肺泡中,导致肺泡出现感染。排菌肺结核患者是主要传染源,结核杆菌存在于人体支气管与肺结核病灶内或者在肺等器官的分泌物中,若患者发生咳嗽、打喷嚏等动作时,将会出现许多的细小飞沫,可能引发感染现象。吐痰也是一类重要的传播途径,若肺结核患者把包含结核杆菌的痰吐在地上,等到痰液干燥后,将会使得痰液中的结核杆菌与尘埃混合在一起并飘浮在空气中,若被健康人群吸入肺内,将会引发感染现象。

(二) 肺结核分类

肺结核从不同的角度有不同的分类。从临床的角度来看,可分为结核分枝杆菌潜伏感染者、活动性肺结核、非活动性肺结核和耐药肺结核等。从多渠道筹资方案和医疗保险报销方案设计的角度来讲,结合临床特点,肺结核主要包括普通肺结核和耐药性肺结核。了解肺结核的分类,对肺结核疾病经济负担的测算和设计医保报销方案提供了临床依据。

1. 普通肺结核   普通肺结核指具有结核病相关的临床症状和体征,结核分枝杆菌病原学、病理学、影像学等检查有活动性结核的证据。活动性肺结核按照病变部位、病原学检查结果、耐药状况、治疗史的不同分为以下几种:

(1) 按病变部位:指结核病变发生在肺、气管、支气管和胸膜等部位,分为以下 5 种类型:①原发性肺结核:包括原发综合征和胸内淋巴结结核(儿童尚包括干酪性肺炎和气管、支气管结核);②血行播散性肺结核:包括急性、亚急性和慢性血行播散性肺结核；③继发性肺结核：包括浸润性肺结核、结核球、干酪性肺炎、慢性纤维空洞性肺结核和毁损肺等；④气管、支气管结核：包括气管、支气管黏膜及黏膜下层的结核病；⑤结核性胸膜炎：包括干性、渗出性胸膜炎和结核性脓胸。

（2）按病原学检查结果：包括①涂片阳性肺结核：涂片抗酸染色阳性；②涂片阴性肺结核：涂片抗酸染色阴性；③培养阳性肺结核：分枝杆菌培养阳性；④培养阴性肺结核：分枝杆菌培养阴性；⑤分子生物学阳性肺结核：结核分枝杆菌核酸检测阳性；⑥未痰检肺结核：患者未接受痰抗酸染色涂片、痰分枝杆菌培养、分子生物学检查。

（3）按治疗时间分类

1）初治肺结核：①从未因结核病应用过抗结核药物治疗的患者；②正进行标准化疗方案规则用药而未满疗程的患者；③不规则化疗未满 1 个月的患者。符合上述情况之一的患者属于初治肺结核。

2）复治肺结核：①因结核病不合理或不规则用抗结核药物治疗≥1 个月的患者；②初治失败和复发患者。符合上述情况之一的患者属于复治肺结核。

2. 耐药性肺结核　耐药性肺结核指结核患者感染的结核分枝杆菌在体外被证实在一种或多种抗结核药物存在时仍能生长。耐药肺结核根据肺结核患者是否接受过抗结核药物治疗可分为：原发性耐药和获得性耐药。耐药结核病分为以下几种类型：①单耐药结核病：指结核分枝杆菌对一种一线抗结核药物耐药；②多耐药结核病：结核分枝杆菌对一种以上的一线抗结核药物耐药，但不包括对异烟肼、利福平同时耐药；③耐多药结核病（MDR-TB）：结核分枝杆菌对包括异烟肼、利福平同时耐药在内的至少两种以上的一线抗结核药物耐药；④广泛耐药结核病（XDR-TB）：结核分枝杆菌除对一线抗结核药物异烟肼、利福平同时耐药外，还对二线抗结核药物氟喹诺酮类抗生素中至少一种产生耐药，以及三种注射药物（如：卷曲霉素、卡那霉素、阿米卡星等）中的至少一种耐药；⑤利福平耐药结核病（RR-TB）：结核分枝杆菌对利福平耐药，无论对其他抗结核药物是否耐药。

二、肺结核的流行特点

从我国肺结核发病人群和不同时间等因素来看，肺结核在不同时间、地点、年龄、职业分布上具有不同的流行特点。

（一）时间分布特点

我国肺结核的流行期为 1~6 月，其中 1 月和 3 月是肺结核发病的高峰期。12 月份肺结核病例数最少。肺结核发病时间有明显的季节性,文献研究也表明,我国大多数地区在春季发生肺结核的病例较多,中部地区集中在 3~9 月份。

(二) 年龄、性别分布特点

肺结核患病率呈现随年龄的增长逐渐增高、老年组达到最高峰。据第五次全国结核病流行病学抽样调查数据显示,活动性肺结核患病率随年龄的增长有逐渐上升的趋势。20~24 岁组有一个小高峰,75~79 岁组达到高峰,为 1 541/10 万。各年龄组均为男性高于女性,但在 34 岁以下各年龄组中差异不明显,35 岁及以上年龄组差异逐渐增加。男性在 40 岁以后患病率持续上升,75~79 岁间达到高峰,为 2 450/10 万,80 岁及以上患病率又有所下降。女性变化趋势与男性相似,自 45 岁以上患病率缓慢上升,70~74 岁达到高峰,为 866/10 万。

(三) 地区分布特点

1. 西部地区活动性、涂阳和菌阳肺结核患病率均高于中部地区,东部地区最低。根据全国第五次结核病流行病学抽样调查数据统计,西部地区活动性、涂阳和菌阳肺结核患病率分别为:695/10 万、105/10 万和 198/10 万,而东部地区的活动性、涂阳和菌阳肺结核患病率分别为 291/10 万、44/10 万和 65/10 万,中部地区的活动性、涂阳和菌阳肺结核患病率分别为 463/10 万、60/10 万和 118/10 万,西部地区高于东部地区 1 倍多,高于中部地区近 1 倍。

2. 不同省份结核病疫情严重程度不同。全国各省市地区均有结核病报告病例,地区间差异明显,年均报告率 30.38~180.90/10 万。西北的新疆最高,达 180.90/10 万,西部的西藏、重庆、贵州、广西,东北地区的黑龙江以及东南部的海南,年均报告率为 100~150/10 万;东部的北京、天津、山东最低,其余地区结核病报告率处于中等水平。

3. 乡村患病率明显高于城镇。根据全国第五次结核病流行病学抽样调查数据统计,活动性肺结核患病率乡村为 569/10 万,城镇为 307/10 万;涂阳患病率乡村为 78/10 万,城镇为 49/10 万;菌阳患病率乡村为 153/10 万,城镇为 73/10 万。活动性、涂阳和菌阳肺结核患病率均呈现出乡村高于城镇的特点,且高出近 1 倍。

(四) 职业分布特点

在肺结核患者中,84.6% 是从事某一种工作的在职人员,15.4% 是无任何职业人员。在有职业的患者中,从事农林牧渔的占 59.2%;从事非农产业农民

(农民工)占 6.8%。发病前五位的职业分别为农民、家务、待业、离退人员、学生。肺结核报告职业发病率最低的是保育员及保姆和牧民,均为零报告。在无职业患者,21.9% 是女性家务劳动者,70% 是农民和农民工患者。由于没有经济收入或经济收入较低,加大了肺结核就诊和治疗的难度,也加大了肺结核患者的疾病经济负担。

（五）耐药肺结核疫情严重且疾病经济负担高

根据全国登记的肺结核患者数及初复治患者的耐多药率,WHO 估算 2017 年中国登记的肺结核患者中,耐多药 / 利福平耐药肺结核发病数为 7.3 万例,其中 MDR-TB 占 75%。我国耐多药 / 利福平耐药肺结核患者数占全球耐多药 / 利福平耐药肺结核患者数(发病人数为 55.8 万)的 13%,居全球第二位,其中新发肺结核病人中 7.1% 是耐多药 / 利福平耐药肺结核,复治患者中 24% 为耐药患者,均明显高于世界 3.6% 和 17% 的平均水平。

不规范治疗和依从性差是造成患者耐药的主要原因。由于耐多药和广泛耐药肺结核疗程长达 18~24 个月,加之使用的快速检查仪器与试剂、二线抗结核药物等价格昂贵,许多患者因经济问题不能接受治疗或者不能坚持完成治疗。疾病经济负担严重,是导致患者因病致贫、因病返贫的主要原因之一,也导致我国耐药肺结核防治工作面临多重挑战进展缓慢。

总之,我国肺结核发病人群呈现地区间发展不平衡,乡村患病率高于城镇,西部地区患病率高于中部和东部地区地点。不同年龄段男性发病率明显高于女性发病率。患者受教育程度低,职业以农民为主,收入水平低,老年患者比例高,耐药肺结核疫情严重,疾病经济负担严重。这些因素加大了就诊、治疗和管理的难度。因此,我国肺结核防治依然是重大公共卫生问题,肺结核防治工作还面临着诸多问题与挑战。

三、肺结核防治的意义和成效

（一）肺结核防治是人群健康的重要保障和关键措施

控制传染源,切断传播途径是肺结核防治的关键措施,也是保障人群健康的重要手段。目前,针对肺结核的防治,尚无切断空气介导的呼吸道传染途径的有效方法。在更有效的肺结核疫苗问世之前,尽早、最大限度地发现肺结核疑似症状者,及时确诊并合理用药,引导患者坚持完成全疗程规范化治疗,仍然是全球公认的控制肺结核流行的主要公共卫生手段。多年临床实践证明,肺结核患者如果能及时确诊、合理用药并完成全疗程治疗,治愈率可达 90% 及以上,从而起到了控制传染源,切断传播途径,对阻断肺结核流行起到关键作用。尤其是目前我国耐多药肺结核的防治,总体表现为"三低一高",即发现率低(23%)、纳入治疗率低(45%)、治疗成功率低(41%)、耐药率高(利福平耐药率 7%)。这些情况表明,肺结核的防治,尤其是耐多药肺结核的防治也是亟须研究和解决的主要问题。

(二) 肺结核的防治具有很强的正外部效应,对社会的影响较大

肺结核具有传染性,由于受经济条件和医疗环境等因素的综合影响,肺结核疫情在发展中国家仍然很高,已成为青壮年和成年人的主要杀手,给个人、家庭及社会造成严重后果,制约了社会经济的发展,损失巨大。但是随着医疗技术水平的发展和多年的临床实践,肺结核并不是绝症,是一种可治愈的疾病。通过及时规范的治疗和管理措施可以减少传播,降低发病率,减少耐药率,从而缓解整个人群的肺结核流行情况,实现其正外部效应,产生的社会影响较大。

(三) 从经济角度来讲,肺结核的早防早治可以节约个人成本和社会成本

经过多年结核病的治疗探索,目前已经发现了结核病疫苗卡介苗,出生儿童通过接种结核病疫苗,可以起到预防的作用。及时接种可以在源头上降低儿童重症结核发病风险。而一旦确诊为肺结核,也应及时诊断治疗,通过早期及时规范化的管理,可以减少复发,减少耐药可能性,从而降低个人成本。而对于整个社会,减少发病率,可以降低整个人群的社会成本。某研究表明,无论是家庭经济负担,还是社会经济负担,复治患者均大大高于初治患者。根据 2006—2015 年肺结核成本—效益分析结果显示:肺结核患者复治费用比初治费用人均增加总负担为 781.78 元,若每将一例患者控制在初治阶段,可减少人均直接负担 120.11 元,间接负担 661.67 元。特别是复治患者 DALY 损失值是初治患者是 3.13 倍。可以看出,如果对肺结核患者做到早发现、早诊断、早治疗,将复治患者控制在最低限度,可以有效减轻疾病经济负担。

(四) 控制肺结核的工作取得了较好的成绩

党和政府对肺结核的防治工作十分重视,控制肺结核的工作取得了一定的成绩。近年来,我国的肺结核疫情呈现逐年下降的趋势,报告发病率由 2011 年的 71.09/10 万下降到 2017 年的 60.53/10 万,也就是说 2017 年每 10 万人中有 60 人发生结核病,报告发病率平均每年以大约 2.6% 的幅度下降。

结核病死亡率下降速度显著。从 1990 年至 2010 年这 20 年中,我国结核病的死亡率从 20/10 万下降到 3.9/10 万,下降了 80%。进入 21 世纪以来,我国结核病死亡率每年以大约 6.9% 的幅度下降,明显高于全球 2.7% 的平均下

降幅度。至 2017 年我国结核病死亡率为 2.62/10 万,远远低于全球 21/10 万的平均水平。

第二节　肺结核患者疾病经济负担分析

结核病是一个重要的公共卫生问题和社会问题,会使家庭遭受严重经济负担,社会劳动生产力受到很大的损失。根据 2000 年全国结核病流行病学调查资料统计肺结核的医疗费用显示,每年用于肺结核的医疗费用为 3 612 亿元人民币,肺结核导致的经济损失约占 2002 年我国卫生总费用(568 716 亿元)的 0.16%。可见,肺结核所导致的经济负担是相当沉重的。

一、疾病经济负担的概念

(一) 疾病经济负担

疾病经济负担(economic burden of disease)又称为疾病经济损失、疾病费用、疾病成本,是指由于发病、伤残(失能)以及过早死亡带来的经济损失和资源消耗的总和。而肺结核的疾病经济负担是指由于肺结核疾病的发病、失能以及早亡对患者本人和社会带来的经济损失。

(二) 伤残调整生命年

伤残调整生命年(disability adjusted life year,DALY)是疾病死亡损失的健康生命年和疾病伤残损失的健康生命年相结合的指标,是生命数量和生活质量以时间为单位的综合性指标。

(三) 早死指数

早死指数是用疾病早死导致的潜在寿命损失年(years of potential life lost,YPLL)除以死于该疾病的死亡人口总数,即:早死指数等于疾病导致的 YPLL 除以死于该疾病的人数。早死指数的确切含义为每一个死亡导致的平均寿命年的损失,因此,早死指数可以用来在不同疾病间进行比较,可以反映疾病导致"早死"的严重程度。

$$早死指数 = 疾病导致的 YPLL/ 死于该疾病的人数 \qquad (公式 1-1)$$

(四) 家庭疾病经济风险指数

家庭疾病经济风险指数(family disease economic risk index,FDERI)指肺结核患者疾病直接经济负担占其家庭年收入的比重,FDERI 值越大,患者家庭陷入贫困的可能性越大,疾病经济风险越高。

$$FDERI=(肺结核直接经济负担/家庭年收入)\times 100\% \quad (公式1-2)$$

(五) 生产力权重

肺结核的疾病经济负担相关的研究中生产力权重最早是在庞学文的结核病经济负担研究一文中出现,指出考虑到各年龄组生产力水平的不同给予一定的权重。0~14岁年龄组尚未参加社会财富的创造,其权重为0;15~44岁和45~59岁是社会财富的主要创造者,权重分别为0.75和0.80;60岁以上的老年人生产力权重减少到0.1。

(六) 潜在减寿年数

潜在减寿年数(potential years of life lost,PYLL)指某年龄组人群因某病死亡者的期望寿命与实际死亡年龄之差的总和,即死亡所造成的寿命损失。

$$YPLL=\sum ai\times di \quad (公式1-3)$$

其中:ai为预期寿命与某年龄组中值之差,di为某年龄组的死亡人数。

$$标化潜在减寿年数(SYPLL)=YPLL\times 校正因子 \quad (公式1-4)$$

$$平均减寿数(AYPLL)=YPLL/d \quad (公式1-5)$$

其中:d为同时期某死因死亡人数。

$$减寿率(YPLLP‰)=\sum (YPLL/N)\times 1/1\,000 \quad (公式1-6)$$

其中:N为同期观察总人数。

$$潜在工作损失年数(WYPLL)=\sum [u-(i+0.5)]di \quad (公式1-7)$$

其中:u为工作上限年龄,按现行退休年龄政策60岁计算。

$$潜在价值损失年数(VYPLL)=\sum [(p_0-p_1)-(I_0-I_1)-(c_0-c_1)] \quad (公式1-8)$$

其中:p_0为未消费年数,p_1为已消费年数(设消费阶段为65~74岁),I_0为未投资年数,I_1为已投资年数(设投资阶段为0~19岁),c_0为未生产年数,c_1为已生产年数(设生产阶段为20~60岁)。

$$潜在经济损失值(PEL)=WYPLL\times PMGDP \quad (公式1-9)$$

其中:PMGDP为人均生产总值。

(七) 灾难性卫生支出定义

按照世界卫生组织界定标准,灾难性卫生支出是指医疗费用占家庭年非食品性支出的比例大于等于40%时,表示该家庭陷入灾难性卫生支出。

$$医疗费用占非食品性支出的比率=\frac{医疗费用}{被调查者当年人均家庭非食品性支出}\times 100\%。$$

$$(公式1-10)$$

$$灾难性卫生支出率 = \frac{医疗费用占被调查者当年人均非食品性支出超过40\%的患者数}{接受调查的患者数} \times 100\%$$

（公式1-11）

由于非食品性支出在数据收集过程中难以精确和统一,在世界卫生组织最新的研究中,一般采用家庭纯收入代替非食品性支出,计算家庭灾难性支出。

二、疾病经济负担测算方法

（一）疾病经济负担分为直接经济负担、间接经济负担、无形经济负担

疾病直接经济负担是指为寻求救治和为治疗疾病所发生的直接费用或资源消耗。间接经济负担是指来源于发病,由失能和早亡所带来的时间的损失,从而导致有效劳动力的损失。无形经济负担是指患者及其亲友因疾病或失能给家庭和个人造成的痛苦、焦虑与不便所带来的生活质量的下降,及其他相关成本的花费。

疾病的直接经济负担和间接经济负担在测算时分为直接费用和间接费用。直接经济负担即为直接费用,是指以治疗肺结核为目的,直接以货币或实物形式直接支付给医院的费用,包括治疗费、诊断费、就诊费等;间接经济负担即间接费用,是指除了直接费用以外的那些因疾病导致的与患者诊治活动相关的费用,指因患肺结核而导致的患者或家属的间接损失费用,主要是肺结核患者生病期间的误工损失费。由于无形经济负担无法进行衡量,所以一般不计入疾病经济负担。

（二）疾病经济负担分为家庭疾病经济负担和社会疾病经济负担

灾难性卫生支出是指一定时期内,家庭的自付医药费用超出家庭承受能力,导致严重的经济风险和生活水平的下降,进而陷入破产、贫困。肺结核家庭经济负担是指由于肺结核患者患病、失能等对患者家庭带来的经济损失。社会整体疾病经济负担是指从社会角度出发,需要关注疾病所引起的社会经济损失和给人群带来的经济损耗。肺结核社会间接经济负担主要是指肺结核患者因失能所造成的社会财富的损失。

三、肺结核疾病经济负担影响因素及研究结果

肺结核患者疾病经济负担的影响因素包括不同方面,患者自身疾病严重

与发展程度,医疗服务供方的治疗方案以及政府与其他组织的支持和援助,都将影响到患者实际的疾病经济负担程度。

(一)肺结核疾病经济负担影响因素

1. 供方影响　医疗服务供方对疾病经济负担的影响主要体现在疾病诊断水平。疾病诊断水平包括:肺结核确诊前就诊次数、是否诊断延迟、首诊单位。研究发现,成本不是随着时间的推移平均分布,而是在早期达到巅峰。诊断延迟是指肺结核患者从初次就诊到诊断的时间超过 14 天就定义为诊断延迟。研究发现诊断延迟患者的诊疗费用显著高于诊断及时的患者,同时确诊前就诊次数为 5 次以上的患者确诊前医疗费用为就诊次数为 1~2 次患者 2.03倍。另一项研究发现,首诊单位选择县结核病防治所的患者,医疗费用较其他患者低得多。

2. 需方影响　距确诊机构远、患者发现延误、无医疗保险等是危险因素,教育程度高、个人年收入高是保护因素。偏远农村山区医疗资源匮乏,距离确诊机构远,确诊前只能不断前往级别较低的医疗机构进行就诊,但无法康复而且花费大量的金钱。同时,由于早期肺结核的症状不明显或者患者工作太忙,导致就诊延误、病程延长、病情严重等,从而使疾病经济负担加重。

3. 供需方同时影响　医疗服务具有医患双方信息不对称的特点。医患双方信息不对称主要体现在:开大处方、是否住院。医生为了赚取较大的利益,开大处方增加保肝药和二线抗结核药等,研究表明服用保肝药和二线抗结核药的患者医疗费用高于未使用者。对于肺结核来说,世界卫生组织主张肺结核患者尽可能不住院治疗,部分地区肺结核患者住院的比例仍然较高。研究发现,医疗基金报销以后,肺结核患者直接费用仍然还是以住院治疗的费用支出为主。

(二)不同类型肺结核患者的经济负担

1. 普通与耐药肺结核患者的疾病经济负担　耐药肺结核特别是耐多药肺结核患者不能得到及时的诊治和耐药结核分枝杆菌的传播,是目前结核病控制工作中面临的重要问题。有文献研究表明,2004 年,对"WHO 结核病耐药监测县"中耐药肺结核与敏感肺结核的家庭以及社会经济负担的研究结果表明,耐药肺结核患者由于抗结核治疗效果差、痰菌阴转率低,同时耐药结核病的流行迫使应用价格昂贵的药品导致患者疾病经济负担加重,耐药肺结核比敏感性肺结核的家庭经济负担以及社会经济负担更高,尤其例均社会疾病经济总负担,耐药是敏感肺结核的 2.6 倍。很多研究都指出,耐药肺结核患者更容易发生灾难性卫生支出,尽管存在医保报销,患者的疾病经济负担仍然是处于较高的水平。

2. 初治、复治肺结核患者的疾病经济负担 根据 2006—2015 年的一项对初治、复治肺结核患者疾病经济负担的研究表明,无论是家庭经济负担,还是社会经济负担,复治患者均大大高于初治患者。文献显示:复治患者的家庭直接费用是初治患者的 2.24 倍,间接费用是初治患者的 3.10 倍。复治患者例均社会经济负担是初治患者的 2.78 倍。复治患者社会疾病负担是初治患者的 3.35 倍。特别是复治患者 DALY 损失值是初治患者的 3.13 倍。造成这种情况的主要原因是复治患者应用常规化疗方案效果不好,被迫应用价格昂贵的二线药品,加之疗程普遍较长,不仅包括附加的实验室检验、治疗和住院等费用,还包括家庭丧失收入而导致的间接费用。由于疗程长且二线药物副作用大,复治肺结核患者一般状况普遍较差,也造成营养费和交通费增加,从而进一步加大了患者的疾病经济负担。

3. 涂阳、涂阴肺结核患者的疾病经济负担 有学者对涂阳和涂阴肺结核患者的疾病经济负担进行了研究,研究发现涂阳肺结核患者比涂阴肺结核患者的疾病经济负担更高。但是,另一项研究不同类型肺结核患者家庭经济负担分析和疾病经济负担的影响因素分析的结论不同,研究发现涂阳与涂阴患者之间各类费用总体均没有统计学上的显著性差异,究其原因很可能是与计算经济负担时只是单纯的加和,没有进行统计学上的分析;或者是与研究样本抽样有关,涂阳肺结核患者多来自经济收入较低的农村,而经济实力是影响肺结核患者卫生服务可及性的一个重要因素,所以造成结果出现误差。

4. 流动人口、常住人口肺结核患者的疾病经济负担 随着中国改革开放的进行,全国各地人口流动频繁。研究发现,流动人口的疾病经济负担高于常住人口。平均治愈 1 例肺结核患者需要常住人口承担的个人负担为 2 438 元,流动人口承担的个人负担为 3 906 元,流动人口的个人支出、发现成本、治疗成本均高于常住人口。同时,研究发现流动人口的疾病经济负担会受到年龄、性别、痰检结果以及住院与否的影响,25~35 岁年龄组患者的经济负担明显高其他年龄组,由于女性体质更弱会导致女性的经济负担更重,涂阳患者由于治疗难度比涂阴患者的难,其经济负担更重,最后由于住院会比门诊花费高,住院的患者经济负担更重。

5. 不同归口管理模式下肺结核患者的疾病经济负担 肺结核归口管理模式不同,对经济负担有较大影响。我国肺结核管理有两种模式,一是传统模式,即疾病预防控制中心既承担患者的治疗,又承担督导管理,重症患者转至综合医院住院治疗;二是建立新型的"三位一体"综合模式,即疾病预防控制中心主要承担管理和协调职能,定点医院承担诊断和治疗,社区卫生服务中心/乡镇卫生院承担患者追踪和治疗管理等工作。这种新型管理模式能够明确相关部门的职责和功能，有效整合资源，但易造成患者住院率和治疗成本的增加。

不同肺结核归口管理模式肺结核病例的疾病经济负担差异不同，不同模式中肺结核病例的治疗总费用总体上没有统计学上的显著差异，但是具体到模式内的不同地区治疗总费用内的各项费用的构成上还是存在差异，包括初治、复治患者的免费费用占总费用的比例，涂阳、涂阴患者的免费费用占总费用的比例，不同归口模式下肺结核患者的免费费用占总费用的比例。

20世纪末，国家为了控制结核病的发生与传染，在全国大部分省市开展了"世界银行贷款结核控制项目"以及"卫生部加强与促进结核病控制项目"，并采用了WHO推荐的"DOTS"技术策略。在这些控制项目的基础上，我国出现了有关肺结核的疾病经济负担的研究。研究表明，通过计算三种控制项目下的家庭与社会经济负担，"世界银行贷款结核控制项目"疾病经济负担最轻，"卫生部加强与促进结核病控制项目"居中，非项目地区的经济负担最高。2002年，基于"卫生部加强与促进结核病控制项目"比较结核病控制项目县与非项目县家庭疾病经济负担的研究，项目县的结核患者的家庭经济负担明显低于非项目县。

WHO和中国疾病预防控制中心（CDC）结核病预防控制中心在结核病的防控工作中都曾经提出建议，及时发现和及时科学、系统地规范治疗结核病患者，就可以提高治愈率、减少传染源及耐药的产生、缩短治疗过程花费的时间，达到有效地预防和治疗结核病、减轻患者及社会负担的目的。

（三）肺结核患者灾难性卫生支出情况分析

肺结核多发生在贫困人群，是导致我国贫困人群"因贫致病"和"因病致贫"的主要原因之一。有研究分析呼和浩特市、开封市和连云港市肺结核患者医疗费用及经济负担，发现三市月均医疗费用占家庭月均非食品支出的比94.6%~119.0%，三市分别有不低于80%的患者产生了灾难性卫生支出。针对四地市结核病定点医院住院初治涂阳肺结核患者医疗费用的一项研究显示，四所定点医院90.6%的患者都发生了灾难性卫生支出，享受医保补偿的患者报销后疾病经济负担有所下降，但仍有68.4%的患者产生了灾难性卫生支出。另一针对贵州省肺结核家庭经济负担的研究发现中青年、农民工、高中及以下的文化水平、自费医疗的严重患者，容易造成灾难性卫生支出。由此可见，我国肺结核患者疾病经济负担较重，发生灾难性卫生支出的现象较为突出，尤其是针对贫困人口。因此，如何有效减轻患者的疾病经济负担，建立多层次的筹资模式和补偿政策显得尤为重要。

四、中国肺结核疾病经济负担变化趋势

中国肺结核造成的总经济负担由 1993 年的 42.7 亿元增长至 2003 年的 110.6 亿元,10 年间疾病经济负担增长了 1.6 倍,超过同期的国内生产总值(GDP)增速。对于肺结核的疾病直接经济负担,人均住院费用数据以 1999 年为基准,按 5% 贴现率进行折算后,2015 年的人均住院费较 1999 年增长了 1.3 倍。研究发现 2004—2015 年间,肺结核患者人均住院费用的年增长率为 7.84%,可见肺结核患者的疾病经济负担沉重,且增速较快。对于肺结核的疾病间接经济负担,1994—2005 年间我国结核病的疾病负担迅速下降,2003 年我国结核病的负担强度为 0.644 9DALYs/ 千人。在 WHO 全球疾病负担小组 2000 年的报告中,与中国所处的西太平洋地区的其他 B1 区国家(中国、蒙古、朝鲜)结核病的负担强度为 3.198 3DALYs/ 千人相比较,我国结核病的疾病负担较低,呈下降趋势。但是随着耐多药肺结核病例的增加,复治肺结核病例比例增大,我国肺结核患者的例均疾病经济负担较沉重。

对于性别年龄疾病负担,研究表明男性的间接经济负担要高于女性的间接经济负担;对于城乡疾病负担,农村结核患者的疾病负担总量和强度均超过城镇患者;对于地区疾病负担,西部肺结核的疾病负担明显高于中、东部。

第三节　肺结核与宏观经济和社会的关系

肺结核是一种传染性疾病,肺结核的防控具有明显的外部效益,肺结核患者的疾病经济负担严重,易于发生灾难性卫生支出,从而对个人和社会都造成较大的经济负担。肺结核经济负担增加,对社会经济发展也造成很大的影响。因此,肺结核的防控不仅是患者本身的事情,也是政府和全社会共同的责任,肺结核与社会经济发展都具有紧密的相关性。

一、肺结核与宏观经济的关系

（一）肺结核的投入对宏观经济的影响

肺结核具有明显的外部作用,如果控制了肺结核的发展,规范肺结核患者的治疗,不仅有效控制患者本人的经济负担,而且将有效缓解社会经济负担,对国民经济做出贡献。据测算,每投入 1 元结核病防治经费,可产生 134.98 元的社会经济效益。充足的经费保障是结核病防治工作得以顺利开展的基础,

对促进结核病控制工作的可持续发展起到重要作用。我国政府将结核病防治经费列入国民经济发展总体规划,保证了防治经费的来源。目前,我国结核病防治经费主要由各级政府财政投入和国际合作项目资助组成,其中财政投入占其主要部分。

1. 政府对肺结核的投入将有效地促进患者规范化管理,社会经济效益明显。以深圳市为例,深圳市将结核病防治专项经费的投入标准纳入深圳市十年控制规划,各级政府和有关部门把专项经费,包括配套经费,纳入地方财政预算中。数据表明,2001—2010 年,全市投入防治经费 1.5 亿元,避免 13.67 万人受到感染和 1.37 万例新发肺结核患者的发生,产生直接、间接经济效益达 202.45 亿元。同时,相关部门积极推动肺结核患者医疗费用纳入医疗保障体系,特别是将肺结核门诊费用纳入新农合报销范围。利用新农合制度对综合医疗机构肺结核患者转诊及患者规范化治疗进行干预,有利于提高综合医疗机构肺结核患者的转诊到位率以及患者对规范化治疗的依从性。

2. 肺结核的投入有效提高患者生命质量。以海南省为例,对宏观经济的影响采用 DALY 作为效用指标,用于结核病控制项目的经济学评价,估计干预效应,并以此来反映干预措施所减少的 DALY 损失。采取了直接、间接社会效益、社会成本、成本—效用比 / 效益—成本比、成本效果分析等指标。研究结果表明,2001—2010 年,全省投入结核病防治经费共 6 222.47 万元,发现活动性肺结核患者 72 092 例,治疗成功 67 852 例,每发现并成功治疗 1 例患者所需成本为 917 元;减少因结核病死亡 17 515 人,避免新感染 344 689 人,避免新发患者 34 469 例,节约医疗费用约 2 348 万元,挽回 DALY 433 856 年,挽回社会总价值达 43.48 亿元,成本效用比为 143.42,效益—成本比为 70.25。因此,海南省结核病防治规划项目有效控制了传染源、减少了发病和死亡,减轻了患者经济负担,挽救了大量社会劳动力,取得显著的经济效益和社会效益。

根据研究表明,2001—2010 年,全国投入结核病防治经费共 83.6 亿元,成功治疗 431 万例传染性肺结核患者,每成功治疗 1 例患者所需成本为 1 939 元;避免新感染 3 231 万人,避免新发患者 323 万例,节约医疗费用约 22.6 亿元,挽回社会总价值达 3 894 亿元,每投入 1 元能产生 46.8 元的经济效益,每避免 1 名健康人受感染仅投入 259 元,每挽回 1 个 DALY 损失仅需 272 元。因此,全国结核病防治规划项目有效控制了传染源、减少了感染和发病,减轻了患者经济负担,挽救了大量社会劳动力,取得显著的经济效益和社会效益。

3. 肺结核的投入有效控制传染源,产生明显的社会经济效益。以山东省泰安市为例,泰安市"十一五"期间,全市用于结核病防治工作的总经费为

1 077.79 万元；共登记免费治疗活动性肺结核患者 14 936 例，避免了 64 426 例感染、6 443 例发病；估算节约医疗费用 438.93 万元，挽回社会经济总价值达 15.36 亿元；政府每投入 1 元人民币，可产生 142.89 元的社会经济效益。"十二五"期间，全市用于结核病防治工作的总经费为 1 350.74 万元；共登记免费治疗活动性肺结核患者 12 146 例，避免了 42 623 例感染、4 263 例发病；估算节约医疗费用 360.40 万元，挽回社会经济总价值达 228 866.02 万元；政府每投入 1 元人民币，可产生 169.65 元的社会经济效益。泰安市作为著名的旅游城市，随着社会经济的迅速发展，"十二五"期间年人均 GDP 达到了 49 723.8 元，带动了结核病防治规划的实施并取得了满意的效果。

结核病防治是一项投入小、社会效益大、为民办实事的大工程。政府每投入 1 元的结核病防治经费，"十一五""十二五"期间，分别可产生约 142.89 元、169.65 元的社会经济效益。在治愈控制传染性肺结核患者的条件下，GDP 越高，效益—成本比值就越高。政府在结核病预防和治疗上做出承诺并给以足够资源的支持，进一步加大经费投入力度，保证各项防治措施的落实，促进了结核病防治工作的健康可持续发展。

（二）社会经济发展对肺结核产生重要影响

1. 社会经济发展的不同时期对结核病患病率具有不同的影响　当社会经济发展水平比较低的时候，社会经济发展水平与结核病患病率没有相关性。而当社会经济发展水平发展到一定程度时，社会经济指标对结核患病率的影响才日渐显露，表现出一定的相关性。这就意味着，随着社会经济的发展，经济实力的增强，社会文明程度的提高，社会才有条件加强健康教育和健康促进工作，大众才有可能关注自身健康，社会经济发展水平才有可能影响传染性疾病的传播和蔓延。

2. 社会经济因素对结核病疫情传播和防控发挥重要作用　通过对全国四次结核病流行病学抽样调查资料中的结核病患病率与各年份社会经济指标的相关分析发现，涂阳患病率与人均 GDP、农村人均纯收入、居民消费水平、人口密度和农村人口比例等社会经济因素具有相关关系，其相关均具显著性意义。结核病可通过空气传播，其传染途径便捷，且影响力大，尤其是在人口密度较大的地区。随着城市化进程加快，农村人口大量城镇化，成为结核病传播的主要危险因素。但是，随着社会发展，大众传媒普及，人们健康意识和保护意识的增强，人口密度大在传染性疾病的传播途径中的作用也逐渐弱化。肺结核的防控也取得了显著的效果。

肺结核对于宏观经济的影响还可以通过成本—效果分析、成本—效用分析、成本—效益分析等评价指标进行评价，以表明防治肺结核对于经济和社会的影响。

二、肺结核与社会的关系

(一) 社会对肺结核患者的歧视影响到肺结核的发现与治疗

自20世纪末以来,由于过多地关注社会经济的发展,各国对结核病控制工作的忽视、人口流动的增加、耐药结核病的增多以及结核病与艾滋病合并感染等原因,结核病在全球死灰复燃,严重危害人类的健康,不仅成为严重的公共卫生问题,也是影响各国发展的重大的社会和经济问题。

大量研究发现,我国肺结核流行的主要危险因素为:经济落后、生活方式、基础疾病、心理应激状况差和多重耐药菌产生等。经济落后会带来种种问题,居住拥挤、生活贫困、营养不良、受教育程度低、过劳及工作环境粉尘超标等原因引起肺结核高发。不良的生活方式如吸烟、被动吸烟、酗酒等都是肺结核发病的高危因素。患有艾滋病、糖尿病、免疫抑制性疾病等基础疾病及接受免疫抑药剂患者因免疫能力下降,也成为肺结核的高危人群。由于全民对肺结核治疗效果、传播途径等相关知识缺乏,肺结核患者社会支持度低,被排斥、拒绝、责难、贬低及羞耻现象时有发生。肺结核患者往往感觉自己像是有罪,从而多采用消极应对方式,其中未(离)婚患者为社会支持较低人群,这是患者延迟就诊和治疗不依从的重要影响因素。有研究表明肺结核患者存在焦虑、抑郁情绪,包括担心事业或劳动能力受损、不能治愈,在意周围人看法,经济问题和对疾病传染性感到担忧等。而缺乏稳定婚姻关系如未婚者和社会关系较孤立的个体缺乏关心与理解,更易患肺结核,精神疾病、意外事故合并肺结核的患者,死亡率较婚姻稳定患者更高。

通过对肺结核患者的访谈,大部分被访谈对象表示遭受过相关歧视,患病后产生不必要的担心、恐慌、自卑,在医疗机构受到不公平的待遇。社会大众"谈痨色变"、冷眼相待、避而远之等歧视现象比比皆是。这些问题都会使患者刻意隐瞒病情,公众场合不佩戴口罩,甚至不依从规范的治疗与管理;只有家属对患者的歧视现象比较少,是患者坚持治疗最大的支持。肺结核相关歧视现象的严重,不仅对患者自己的身心健康造成很大的危害,更会间接导致延误诊断、隐瞒病情、不规范治疗管理等不良后果,从而更加剧了肺结核患者的经济负担。研究表明,良好的医患沟通、疾病认知和家庭功能对减轻患者的羞耻感有保护作用,其中家庭功能对患者羞耻感的影响最大。肺结核相关羞耻感不仅可以直接对患者遵医行为产生影响作用,还可以作为中介变量在医患沟通、疾病认知和家庭功能影响遵医行为时发挥中介效应。

（二）社会关爱对肺结核患者的治疗与防控起到重要作用

从社会的角度来看，政府部门应通过新闻媒体以及自媒体等渠道，应加强公众对肺结核传染性、治疗效果、感染控制的正确认识，努力减少肺结核相关歧视。良好的政策，充足的经费保障是肺结核的预防、治疗和管理得以有效运作的前提。社会心理因素和健康促进，则通过影响患者遵医行为，进而影响治疗效果。在当前肺结核防控政策支持较好的情况下，消除社会歧视，改善社会支持和健康教育水平，是提高肺结核患者防控效果的有效途径。防治肺结核可以有效提高直接和间接的经济效益，并对于提升人群健康，实现健康中国的目标具有重要意义。

（三）肺结核不仅是公共卫生问题，也是社会问题，应该建立多渠道的筹资机制

目前，肺结核仍然是威胁我国人民健康的重大传染病，具有明显的公共产品属性，是我国重要的公共卫生问题和社会问题之一。它不仅危害患者本身健康水平，而且影响到全人群健康水平的提升。因此，肺结核的防治不仅仅是公共卫生问题，更是社会问题，社会各界理应对肺结核的防治作出贡献。肺结核的防治工作离不开筹资和医保支付机制的建立。首先，政府财政投入是保障肺结核防治工作的前提和基础。同时，随着我国医疗保险制度的发展，医保报销政策也成为一种新的主要的筹资手段。此外，对于贫困人口的肺结核患者，应该建立救助制度，缓解其疾病经济负担。随着我国多层次医疗保障制度的建立，肺结核防治筹资也将采取广泛的多渠道的筹资模式。只有全社会一起动员，从患者本身、医疗机构、政府管理部门、国际组织等各个方面入手，建立肺结核的筹资与支付机制，才能实现全社会关心关注肺结核患者，降低肺结核患者疾病经济负担，为全体人群健康水平的提高共同努力。

（高广颖　胡星宇）

参 考 文 献

［1］World Health Organization. Global tuberculosis report 2018.Geneva：World Health Organization，2018.

［2］彭卫生，王英年，肖成志.新编结核病学［M］.北京：中国医药出版社，2003.

［3］李杏川，陈玉萍.肺结核疾病经济负担探讨［J］.卫生经济研究，2002（12）：28.

［4］吴莉，乔方圆，李源晖，等.2004—2012年全国肺结核流行特征及时空聚集性分析［J］.江苏预防医学，2014，25（01）：19-22.

［5］王宇.全国第五次结核病流行病学抽样调查资料汇编［M］.北京：军事医学科学出版

社,2011.

[6] 曾令城,柳巍.2011—2013年西安市肺结核流行病学特征分析[J].中国社会医学杂志,2016,33(04):380-383.

[7] 王建生,贺晓新,金水高.肺结核的疾病负担分析[J].中国防痨杂志,2007,29(3):219-221. DOI:10.3969/j.issn.1000-6621.2007.03.004.

[8] 孟庆跃.卫生经济学[M].北京:人民卫生出版社,2013.

[9] 武桂英,等,结核病控制项目疾病经济负担研究.中华医院管理杂志,2001.17(12):713-716.

[10] 宿昆,王黎霞,陶韬,等.四个山区县肺结核患者疾病经济风险及其影响因素分析[J].中国卫生经济,2011,30(02):53-55.

[11] 庞学文.结核病经济负担研究[J].职业与健康,2011,27(12):1420-1422.

[12] 梁大斌,黄敏莹,林定文,等.2005—2015年广西肺结核患者死亡流行病学特征及疾病负担分析[J].中国卫生统计,2017,34(5):772-775.

[13] 王娜,王黎霞,李仁忠.四地市结核病定点医院住院初治涂阳肺结核患者医疗费用及经济负担分析[J].中国防痨杂志,2012,34(02):79-84.

[14] 夏时畅,王晓萌,陈松华.不同归口管理模式下肺结核病人疾病经济负担研究[J].中国防痨杂志,2006(06):354-358.

[15] 何铁牛,徐旭卿,李群.浙江省卫生部结核病控制项目县与非项目县家庭疾病经济负担的比较分析[J].中国防痨杂志,2002,24(5):275-278. DOI:10.3969/j.issn.1000-6621.2002.05.011.

[16] Aye, R., et al.Household costs of illness during different phases of tuberculosis treatment in Central Asia:a patient survey in Tajikistan. BMC Public Health,2010.10:18.

[17] 李秋燕,曹秀玲,赵广通,等.山东省肺结核患者疾病经济负担及影响因素分析[J].中国卫生经济,2010,29(04):71-73.

[18] 廖唐洪,徐凌忠.疾病诊断水平对肺结核病人经济负担影响研究[J].中国卫生经济,2009,28(01):38-40.

[19] 唐益,白丽琼,杨华林,等.湖南省肺结核病经济负担的影响因素研究[J].实用预防医学,2011,18(06):986-988.

[20] 王姬,应世栋,张文伟.肺结核患者疾病经济负担及其影响因素分析[J].实用预防医学,2015,22(11):1352-1354.

[21] 白丽琼,肖水源,李艳红,等.发现延误对肺结核经济负担的影响[J].中国防痨杂志,2012,34(11):697-703.

[22] 张乐,曹爽,徐凌中.对肺结核患者经济负担中有效费用及无效费用的分析[J].中国卫生事业管理,2009,26(07):493-494.

[23] 姜伟,仇桑桑,陆慧,等.江苏省张家港市肺结核患者疾病经济负担及影响因素分析[J].中国防痨杂志,2014,36(2):98-103. DOI:10.3969/j.issn.1000-6621.2014.02.004.

[24] 罗惠文,丰燕,季明,等.江苏某农村地区结核病患者疾病经济负担及其影响因素分析[J].中华疾病控制杂志,2012,16(10):877-880.

[25] 徐旭斗,刘北斗,李群.耐药与敏感肺结核病人疾病经济负担对照研究[J].中国预防医学杂志,2004(04):22-24.

[26] 徐旭卿,刘北斗,李群,等.浙江省耐药肺结核病人人口学特征及家庭疾病经济负担对照研究[J].中国防痨杂志,2004,26(6):332-335.

［27］孙强,闫赟,边学峰,等.耐多药肺结核患者医疗费用及经济负担分析［J］.中国卫生经济,2011,30(01):33-35.

［28］程新征,朱宁,李卫彬,等.耐多药肺结核患者疾病经济负担调查分析［J］.医药前沿,2014,(4):20-21.DOI:10.3969/j.issn.2095-1752.2014.04.015.

［29］何铁牛.初复治肺结核病人家庭及社会疾病经济负担比较分析［J］.现代预防医学,2006(11):2134-2135.

［30］李杏川,陈玉萍.肺结核疾病经济负担探讨［J］.卫生经济研究,2002(12):28.

［31］张满,吴文娟,童亦滨,等.贵州省不同类型肺结核患者家庭经济负担现状分析［J］.贵州医药,2014,38(3):268-271.DOI:10.3969/j.ISSN.1000-744X.2014.03.031.

［32］陈松华,王晓萌,夏时畅.影响肺结核病人疾病负担的多因素分析［J］.中国卫生经济,2007(02):58-61.

［33］邓伟均,劳伟民.实施广东省结核病控制项目疾病经济负担研究［J］.医学动物防制,2009,25(06):443-444.

［34］王旭,齐威,张丹,等.流动人口肺结核患者经济负担及其影响因素调查分析［J］.中国防痨杂志,2011,33(04):227-231.

［35］夏时畅,王晓萌,陈松华.浙江省肺结核病例疾病经济负担评估［J］.浙江预防医学,2006(08):16-18.

［36］王前,王黎霞,李仁忠,等.三城市肺结核患者医疗费用及经济负担分析［J］.中国防痨杂志,2013,35(04):240-245.

［37］王娜,王黎霞,李仁忠.四地市结核病定点医院住院初治涂阳肺结核患者医疗费用及经济负担分析［J］.中国防痨杂志,2012,34(02):79-84.

［38］曾瑜,杨晓妍,周海龙,等.中国人群结核病疾病负担的系统评价［J］.中国循证医学杂志,2018,18(06):570-579.

［39］刘剑君,么鸿雁,刘二勇.我国结核病疫情与社会经济因素的关系［J］.中华流行病学杂志,2004(12):30-32.

［40］郝阳.我国结核病防治概况与今后工作设想［J］.中华结核和呼吸杂志,2004(07):4-5.

［41］黄惠珍.我国肺结核流行的主要危险因素及干预措施研究进展［J］.中外医学研究,2017,15(11):162-164.

［42］何志青,胡贵方,资青兰,等.广州市肺结核发病危险因素的调查研究［J］.中国防痨杂志,2012,34(7)425-432.

［43］王黎霞,成诗明,陈明亭,等.2010年全国第五次结核病流行病学抽样调查报告［J］.中国防痨杂志,2012,34(8):485-508.

［44］陈梦施.湖南省汉族人群 MBL 与 MASP2 基因多态性与相关因素对结核易感性的综合影响研究［J］.中南大学,2014,5(4):129.

［45］舒奇,邱林西,黄钦.江西省部分地区结核病患者吸烟状况调查［J］.中国初级卫生保健,2012,26(12)27-28.

［46］资青兰,何志青,胡贵方,等.肺结核患者应对方式和社会支持的研究［J］.护理管理杂志,2013,13(7):457-459.

［47］夏丽萍.中年肺结核患者焦虑抑郁情绪状况调查及心理护理［J］.齐鲁护理杂志,2013,19(15):129-130.

［48］舒文,后永春,张国良,等.广州市番禺区肺结核发病影响因素的病例对照研究［J］.医学与社会,2013,26(2):1-3.

[49] 阮云州, 等 . 结核病防治社会效益评估方法探讨及应用 . 中国防痨杂志, 2012, 34 (9):
     604-610.

[50] Johansson E. Emerging perspectivesontuberculosisand gender in Vietnam, PhD thesis [M].
     Stockholm; Department of Public Health Sciences, Karolinska Institute, 2000.

第二章
结核病筹资理论与国际经验

结核病是目前全球范围内致死人数最多的传染病,是全球重大公共卫生问题。只有采取多部门联合行动来应对导致结核病流行的社会和经济因素,才有可能实现终止结核病的目标。本章梳理了针对结核病多渠道筹资的理论依据,总结了代表性国家结核病筹资的政策措施,为我国结核病筹资实践提供理论依据和国际经验。

第一节　卫生筹资的基本理论

一、公共产品理论

公共产品理论从边际效用价值论及社会契约论总结而来,可以用来矫正市场失灵,证明政府及财政部门干预市场经济的互补性及合理性。公共产品具有不同于私人产品的三个不同特征,即效用的不可分割性、受益的非排他性、消费的非竞争性。现实中,多数公共产品、公共服务,并不同时具有消费非竞争性和受益的非排他性,而是只有其一,人们称之为准公共物品。不同于产权分割清楚的私人产品,公共产品的非排他性、非竞争性和准公共产品的外部性致使公共产品、准公共产品提供者的生产成本与收益不一致,市场不适宜于提供公共产品和准公共产品。为了弥补市场缺陷,政府成为公共产品的提供主体。

在公共卫生领域,政府干预主要缘于公共卫生服务具备公共产品和外部效应特征。诸如疾病控制、健康教育、营养干预、环境污染治理、除害灭病、饮水卫生、卫生监督等面向群体的公共卫生服务项目具有明显的非竞争性(共享性)和非排他性的消费性状,属于纯公共产品的范畴,而且此类产品的社会效益显著,具有很强的公益性。而诸如免疫接种、妇幼保健、传染病治疗、戒烟服务等主要面向个体的公共卫生服务,在消费性状上具有一定的非排他性,同时又具有一定的竞争性,属于准公共产品的范畴,这些卫生服务的正外部效应也比较明显。

对肺结核筹资策略的启示:政府、社会和个人都是肺结核筹资的责任者。从肺结核防控服务的经济属性而言,肺结核是慢性传染性疾病,肺结核患者的治疗是针对个体的服务。但同时,肺结核患者的治疗对社会人群起到极好的保护作用,具有正向的外部效应、较强的社会效益和公益性;而肺结核的预防受益群体是广大群众,在消费性状上具有一定的非排他性。因此,肺结核的防治既有公共产品的属性,也有准公共产品的属性。根据面向个人的服务需要由医保承担,而面向公众的服务和外部效应也由政府承担的责任。

二、卫生筹资理论

世界卫生组织(WHO)在 2010 年世界卫生报告中提出卫生筹资是筹集足够的资金以维持卫生系统的运转,建立卫生服务费用的风险分摊机制和购买机制,以公平有效的筹集和分配卫生系统筹措的资金。卫生筹资是卫生系统的重要组成部分,是实现改善健康、提高卫生系统反应性和分担疾病经济风险的重要途径。卫生筹资不但要研究如何筹集足够的资金,还需要研究如何确保服务质量满足人群的服务需求并提供经济风险保护,同时实现卫生资源的最佳使用效率。为了有效发挥卫生筹资的功能,最大限度的实现卫生筹资的目标,各国应该调整卫生预算的顺序,采取适合本国经济并能获得政治支持的筹资方式,为健康筹集足够的资金;采取财政补贴贫困人口、强制参保等扩大人群覆盖面的方式,消除人群获得卫生服务的经济风险和障碍;改革医保支付方式,减少医疗服务中的诱导需求,提高卫生筹资的效率并消除浪费。

在模式方面,国际上一般根据一个国家或地区卫生筹资方式从对社会公众覆盖程度和补偿机制两个标准来区分不同的卫生筹资模式。常见的卫生筹资模式有税收、医疗保险、使用者付费、卫生发展援助和慈善捐助、社区卫生筹资。其中,税收是卫生筹资的基本模式之一,世界各国均将普通税收的一部分投入卫生领域,具有资金来源稳定、能有效控制医疗卫生费用的上涨、覆盖面广、公平性较高的优点,但政府财政压力较大。社会医疗保险模式筹资来源法制化、多元化,资金来源稳定,可以实现高收入人群和低收入人群、高风险人群和低风险人群之间的风险分担。使用者付费的筹资方式可以减少不必要的医疗需求,同时也会抑制必要的医疗需求,极大地影响了卫生服务的可及性和公平性。社区卫生筹资虽有一定疾病经济风险分担的作用，但其筹资水平有限，抗风险能力较弱，可持续性较差。

为了筹集到足够的资源，有效满足居民的健康需求，大多数国家和地区均采取多渠道筹资的方式筹集资源，而且与当地政治体制、经济发展水平与速度、社会文化、政府财政资源的能力、卫生服务提供体系相适应方式进行筹资。

对肺结核筹资策略的启示：为保障肺结核患者的健康权利，需要通过多渠道卫生筹资分担个体疾病经济负担。"因病致（返）贫、因贫致病"的循环在肺结核患者中极易形成，而且部分肺结核患者往往因为疾病经济负担重等经济原因无法坚持治疗或不规范治疗而成为肺结核传染源，威胁更多人的健康。因此，卫生筹资应向肺结核患者倾斜，更多分担肺结核患者的疾病经济负担，有利于实现健康公平；而政府卫生支出不仅可以促进肺结核患者医疗服务的可及性、改善肺结核患者的健康状况，同时还具有收入分配再调节效应，弥补贫困差距，促进社会公平。

三、健康公平与效率理论

人人享有健康的权利是阿拉木图宣言的倡议，也是各国达成的共识。21世纪，健康公平已经成为国际组织和各国政府追求的政策目标，并把消灭健康不公平作为卫生改革与发展的重点内容。健康公平是指所有社会成员均有机会获得尽可能高的健康水平，即不同收入、种族、年龄、性别的人群应当具有同样或类似的健康水平。WHO 和瑞典国际开发合作署(The Swedish International Development Cooperation Agency, SIDA)在《健康与卫生服务的公平性》倡议书中强调，健康公平应该是共享社会发展进步的成果，而非分摊不可避免的不幸和健康权利的损失。这意味促进健康公平不是要消除人群中所有的健康差异，而是要降低或消除由本可避免的不利因素所导致的健康差异。为此，通过卫生筹资维持卫生系统的运转，建立卫生费用的风险分摊机制和购买机制，促进卫生资源在不同的群体之间合理分配，疾病经济风险在不同经济收入水平人群之间分担，有利于促进健康公平。

资源的有限性与需要的无限性之间的矛盾，决定社会需要通过有效选择，使有限资源最大限度满足人们的需要，即需要有效配置和使用有限资源。效率关注投入与产出之间的关系，相同的投入获得最大的产出量、相同产出的情况下投入最小达到效率的最大。经济学将效率分为资源配置效率、技术效率，而卫生资源配置效率是指在一定卫生资源投入下，各类卫生资源有机组合生产出最优的卫生服务和产品组合，最大限度地保障健康。"帕累托最优"的状态就是卫生资源配置效率所期望达到的目标。技术效率也称为生产效率，是指从投入角度,在相同的产出下,生产单元所需要的最小可能性投入与实际投入的比率,从产出角度,在相同的投入下生产单元实际产出与理想的最大可能性产出的比率。

对肺结核筹资策略的启示:投资于肺结核的防控符合效率原则。通过规范化的治疗,肺结核可被治愈。从提升卫生资源配置效率角度而言,一方面肺结核患者的规范治疗有利于肺结核患者健康的恢复,及时参与到生产或生活中;另一方面患者的治疗还可以降低更多人感染肺结核的风险,避免消耗更多的卫生资源。从技术效率的角度来看,随着医学技术的发展,肺结核防治新技术、手段的推广,控制肺结核具有可行性。相反,如果肺结核患者不能及时就诊并完成规范化的治疗,不仅会造成肺结核在人群中的进一步传播,而且还会发展为难以治疗的耐多药肺结核,进一步加重患者和社会的疾病经济负担,不符合效率原则。投资肺结核,对于提升社会公平、遏制肺结核流行、提升有限卫生资源的配置和使用效率均具有重要意义,因此,政府应该在肺结核筹资中发挥主导性作用。

第二节 世界卫生组织的结核病筹资战略

结核病是当前世界的一个重大公共卫生问题。世界卫生组织一直致力于结核病防控政策、策略的制订,促进并参与结核病行动伙伴关系,监督结核病防控和筹资的进展,在国际结核病筹资中发挥着重要的作用,其筹资战略和重点随着结核病防控实践面临的主要挑战而不断发展。

一、世界卫生组织结核病控制策略演变

面对全球范围内结核病发病率和死亡率不断上升的严峻局面,WHO 于1993 年 4 月宣布全球结核病处于紧急状态:结核病是全球传染病的头号杀手,任何国家都不容忽视当前结核病流行对人民、经济和发展构成的威胁。WHO进一步指出正是因为不合理的控制措施、对结核病的忽视、缺乏对结核病流行回升的警惕性和结核病控制复杂性的深刻认识,而放松和削弱对结核病控制工作的资金投入和管理,导致结核病复燃。

1995 年,WHO 将 DOTS(directly observed treatment,short-course)作为全球结核病控制策略与"有效控制结核病框架"组成一致的 DOTS 策略进行推广,要求各国政府对国家结核病控制规划做出政治承诺,通过财政筹资对痰涂片阳性的肺结核患者,采用标准短程化学疗法方案免费治疗。

1998 年,为确保结核病控制工作可持续发展,WHO 倡议建立了"遏制结核病伙伴关系"。2000 年,22 个结核病高负担国家参加荷兰阿姆斯特丹召开

的部长级会议,发表"遏制结核病阿姆斯特丹宣言",承诺建立了全球 DOTS 扩展计划和全球药物机构。开展这项工作 69% 的资金来源于 22 个国家的政府卫生筹资,4% 的资金由慈善赞助筹集,结核病防治资金缺口近四分之一。

为在 2015 年实现《联合国千年宣言》所述关于结核病的国际发展目标,2006 年 3 月 17 日,WHO 在全球启动"遏制结核病策略(The Stop TB Strategy)",要求各国在 2005 年结核病控制目标取得进展的基础上,加强国家合作,显著扩大结核病控制的力度和规模。

2014 年 5 月 19 日,第 67 届世界卫生大会采纳了 WHO 的"2015 年之后肺结核预防、治疗和控制的全球战略和目标"的议案。各国政府批准了一项为期 20 年(2016—2035)的"终止结核病策略(The End TB Strategy)",其目标是:与 2015 年相比,2035 年结核病死亡数下降 95%、发病率下降 90%,并且不再有因结核病导致的家庭灾难性支出发生。该策略强调各国政府调整、制定并实施具有高层承诺和资金支持的战略,为结核病防治技术的突破投入资金,以降低世界各地数以百万计的被感染者罹患活动性结核病的风险。

2017 年 11 月 16 日,第一届世界卫生组织终止结核病全球部长级会议在莫斯科召开并通过《终止结核病莫斯科宣言》,承诺加强多部门行动,采取以人权为基础的公平应对措施,确保结核病筹资的可持续,呼吁双边和多边资助机构和其他合作伙伴为耐多药结核病高负担国家提供支持,促进结核病防治的全民覆盖。

二、全球结核病筹资情况

充足、高效、可持续的资金是结核病防控的基础,WHO 积极监督结核病筹资的进展,并表示过去二十多年抗击结核病取得的成绩离不开各国政府的有力领导,以及各国政府卫生筹资、慈善捐助的大力支持。从 2006 年到 2018 年,尽管全球用于结核病预防、诊断和治疗资金增长了 2 倍多,但仍不能满足实际工作的需要,资金的缺乏一直是抗击结核病最大的困扰。

从筹资的重点领域来看,全球每年针对药物敏感性结核病扩大诊断并开展有效治疗所需要的资金为 26 亿美元,2011 年实际获得的资金为 20 亿美元;每年全球耐多药结核病治疗所需要的资金为 13 亿美元,2011 年实际获得的资金为 5 亿美元;全球每年结核病/艾滋病毒合作活动(抗逆转录病毒药物除外)所需要的资金为 3 亿美元,2011 年实际获得的资金为 1 亿美元;结核病研究与开发每年所需要的资金为 20 亿美元,2011 年实际获得的资金为 6 亿美元。

从筹资年度来看,2015 年用于结核病预防、诊断和治疗的资金为 66 亿美元,但实际工作需要 80 亿美元;2016 年用于结核病预防、诊断和治疗的资金为 63 亿美元,但实际工作需要 83 亿美元;2017 年用于结核病预防、诊断和治疗的资金为 69 亿美元,但实际工作需要 91 亿美元,预计到 2020 年年度资金缺口将扩大到 54 亿美元,而每年用于结核病研究和开发的资金缺口达 13 亿美元。

从国家收入角度来看,2014—2016 年,3 个低收入国家结核病预防、诊断和治疗的资金需要 7 亿美元,资金缺口 5 亿美元;53 个中低收入国家结核病预防、诊断和治疗的资金需要 21 美元,资金缺口 6 亿美元;29 个中高收入国家结核病预防、诊断和治疗的资金需要 20 亿美元,资金缺口 5 亿美元。

从慈善捐赠的角度来看,结核病获得捐助资金远远少于艾滋病和疟疾的捐款。2014 年艾滋病捐款总额为 54 亿美元,疟疾 17 亿美元,结核病只有 7 亿美元。

WHO 认为用于结核病预防、诊断和治疗的资金应随着经济增长而增加,尤其是那些表现与其支付能力不相符的国家应加强政治承诺,增加政府卫生筹资;建议各国将结核病诊断、治疗和预防服务纳入全民健康覆盖进程中,采取多部门联合行动来应对导致结核病流行的社会和经济因素,增加有针对性的筹资并加强能力建设,以促进既定目标的实现。

三、结核病筹资的发展趋势

随着结核病控制策略的发展,结核病筹资呈现以下趋势:

(一) 全球结核病卫生筹资以各国国内卫生资金为主

2006—2017 年全球结核病筹资主要以各国政府财政投入为主,这种趋势延续到了 2018 年。2018 年,中、低收入国家用于结核病预防、诊断和治疗的 69 亿美元中有 60 亿美元(约 86%)来源于各国政府卫生筹资。然而,这一数据很大程度上取决于金砖五国(巴西、俄罗斯联邦、印度、中国和南非)数据的影响。2018 年,这五国结核病筹资经费占全球结核病筹资经费的 54%,并且五国 96% 结核病筹资均来源于各国财政投入。其中,巴西、俄罗斯联邦、印度由政府预算筹措的结核病防治专项经费投入占分别为 79%、85%、100%。虽然全球结核病资金以政府卫生筹资为主,但在 9 个低收入的结核病高负担国家,由政府财政筹措的结核病防治专项经费投入比例较低。其中,政府筹资占比最低的是津巴布韦(0%),占比最高的是中非共和国(14%)。

（二）国际捐助主要投向低收入国家

对于低收入国家，国际捐助方的资助尤为重要。在 2013 年和 2015 年之间，35 个低收入国家 60% 以上的结核病预防、诊断和治疗资金来自于国际捐助方。2018 年，17 个结核病高负担国家可筹措的结核病防治专项经费，有 50% 来源于国际捐助资金的投入。但根据世界卫生组织的预算，每年需要的国家捐助资金存在缺口，每年至少需要 16 亿美元，才能弥补 2014—2016 年间的资金缺口。2018 年的国家结核病防治规划报告的国际经费投入下降到 9 亿美元，远低于终止结核病计划估算的 26 亿美元的年需求量。

（三）优先投资于结核病研究和开发

自 2006 年来，用于结核病研究和开发的经费不超过 7 亿美元，在 2016 年达到了 7.24 亿美元的峰值。然而，每年实际研究与开发工作需要 20 亿美元，资金缺口高达 70%。由于资金投入的不足，新产品开发的速度缓慢，新问世的新诊断技术凤毛麟角。要实现终止结核病策略的目标，必须优先投资结核病研究和开发，为结核病的研究与开发工作投入充足的资金。只有研发降低结核感染风险的疫苗、使用疫苗或新药治疗以阻断已被感染的 17 亿人发展为结核病的风险；使用即时诊断工具，以及更便捷、短程的方案治疗结核病；对重要的抗结核药物的耐药性进行及时检测的能力，才能实现全球结核病发病率以 17% 年递降率下降的目标。

（四）结核病筹资纳入全民健康覆盖

目前结核病导致的疾病负担很重，为了实现终止结核病战略的目标，WHO 认为必须将结核病防治服务纳入全民健康覆盖，采取多部门共同行动，解决结核病的社会决定因素，才有可能实现结核病控制目标。这要求各国重点在基本卫生服务覆盖率和避免灾难性卫生支出两方面采取措施，扩大基本医疗保险的覆盖人群、覆盖项目和保障程度。

第三节 结核病筹资国际经验

各个国家或地区会根据自身的政治体制、经济发展水平与速度、社会文化、政府财政资源的能力、卫生服务提供体系的特点，选择不同的结核病筹资模式。发达国家因结核病发病率较低，且经济发达、政府财政资源较充足，其结核病筹资主要来源于国内资金。但不同卫生筹资模式的国家其主要结核病筹资渠道不同。金砖国家因结核病发病率高、疾病经济负担较重，经济发展速度较快,其结核病筹资主要来源于政府财政筹资。而其他发展中国家因本国财政筹资能力有限,较依赖国际援助和慈善捐助。

一、发达国家的结核病筹资

发达国家的社会经济发展程度高,卫生筹资体系较为完善,无论是实施国家医疗保险的英国、澳大利亚,还是实施商业医疗保险的美国,以及实施社会医疗保险的德国、日本,绝大多数肺结核病人能够获得免费的诊断和治疗。

(一) 英国

针对结核病的全社会参与、多学科合作、全人群免费且保密的服务供给,使英国结核病发病率低于世界卫生组织界定的低结核病发病率国家定义。

1. 卫生筹资概述 英国是税收筹资模式的代表性国家,其特点是卫生筹资责任主要由政府承担,即政府以税收或缴费的方式筹集资金。通过国家财政预算拨款和专项基金的形式向医疗机构提供资金,由医疗机构向国民提供免费或低收费的医疗卫生服务,个人不承担或少量承担医疗费用。这种模式又被称为国家卫生服务保障模式(National Health Services,NHS)。

2. 结核病筹资现状 结核病是英国的法定传染病,其发病率长期处于较低水平。在 PHE(Public Health England)和 NHS 等机构采取措施后,英国的结核病新诊断病例数量在 2011 年至 2017 下降了 38%。2018 年,英国的结核病发病率为 9.2/10 万,首次低于世界卫生组织对低发病率国家(每 10 万人中有 10 人)的定义。

PHE 在降低英国结核病发病率方面发挥了关键作用,它与 NHS 等组织合作,实施了"2015—2020 年英国结核病合作战略",采取提高社会认识和应对结核病、对来自结核病发病率高国家的公民实施入境前结核病筛查、加强结核病监测等措施。PHE 还和 PCTs(the primary care trusts)、志愿部门、英国健康教育组织合作,组建多学科结核病工作团队,为各类结核病防治人员提供专业技术指导。

英国的结核病筹资主要来源于政府财政拨款,结核病患者无论其是否有资格享有 NHS 均可获得免费且保密的治疗。NHS 将 75% 的资金拨付给 PCTs,其中包含英国结核病检查、诊断和治疗的经费。PCTs 则通过与 NHS 直属医院、全科医生签订相关协议,向结核病患者免费提供治疗服务和药品。其中,直属医院是结核病治疗的最高级别医院,它接受和治疗从全科医生转诊来的危重结核病人。结核病的诊断和治疗服务在结核病诊所开展。首先,结核病专科护士负责收集首次接受治疗的结核病患者的感染途径信息,并录入电子信息系统进行登记。根据收集到的信息,医师与专科护士共同商定结核病人是否需要实施 DOTS。对于不实施管理的病人,胸科医师在其化疗期间进行至少三次的巡视,专科护士每月至少巡视一次。

(二) 日本

日本政府在 20 世纪 60 年代开始针对结核病防控的强大财政和社会保险支持,实现基本消除结核病的目标。

1. 卫生筹资概述 1961 年,日本制定全体国民都参加医疗保险的政策,规定人人都必须投保。医疗保险分为健康保险和国民健康保险两类。其中,健康保险保障的对象是各企事业单位的在职职工。健康保险投保人每月缴纳工资的 4.2%,政府负担保险支出的 16.4%,投保者享受补助金为最近 3 个月平均工资的 60%,享受时间最多为 18 个月。国民健康保险的对象是从事农业和渔业的人员、个体经营者、无业人员。受保人每户年平均缴纳 7.8 万日元,政府负担医疗费用的 45%。所有投保者患疾病时自付所需医疗费的 20%~30%。1973 年,推行厚生老龄年金的物价补贴以及扩大健康保险、老年公费医疗制,日本逐步形成了以社会保险为中心的卫生筹资体系。

2. 结核病筹资现状 与社会医疗保险模式特点相适应,日本的结核病筹资主要来源社会保险和政府财政。日本的结核病防控职能由结核病咨询委员会承担。该委员会通过筛查病历和胸片发现新患者并将相关信息反馈给患者的治疗医师;社会保险部门则依据咨询委员会提供的诊断、治疗信息,向医院或诊所支付 70% ~ 80% 的医疗费用。此外,日本政府设立了中央和地方政府共同筹资的传染病治疗专项基金。该基金全额支付住院结核病患者的全部治疗费用;在家接受治疗的患者则需支付全部治疗费的 5%,其余治疗费用由该基金负担。私立诊所或医院必须先获得一份由当地结核病咨询委员会出具的治疗同意书后,才能对结核病患者进行治疗,否则治疗费用无法得到相关组织报销和补偿。正是日本政府在 20 世纪五六十年代投入占卫生总费用四分之一的资金用于结核病防治,在 20 世纪末就取得了基本消除结核病的显著成绩。

(三) 美国

作为高度市场化的国家,美国结核病的筹资责任主要来源于政府,患者可享受免费的服务。

1. 卫生筹资概述 美国卫生筹资的渠道包括:①公共支付者,即联邦、州和地方政府通过医疗照顾和医疗救助对医院进行支付;②私人支付者,也就是商业保险公司;③未参保的个人自付。其中,公共支付者与商业保险公司常常被统称为第三方。公共医疗保险制度重点在于保障老人、儿童、穷人,工作的人群则利用多种形式的商业医疗保险,未参保的个人在看病时完全是自费的。

2. 结核病筹资现状　尽管美国是一个高度市场化的国家,健康责任主要由个人承担,但其结核病筹资主要来源于政府财政、国际基金会和美国慈善基金会等的捐助。结核病资金的筹集和结核病控制规划实施由美国劳工部医疗保健司负责。在美国,结核病人的诊疗均按照 DOTS 方案采取诊疗措施。各医疗机构的医生发现结核病人后,依法填写清单,连同化疗方案等资料一起传真给结核病防治所的护士。护士按照标准化疗方案及病人体重对化疗方案进行订正后,传真至药房,领取免费化疗药物。药房护士将每日药物夹在病历中,交给派遣员,派遣员根据病人地址就近分派给相应的督导员实施督导。实施 DOTS 方案的资金中一部分来自政府财政拨款,一部分来自国际基金会和美国慈善基金会等的捐助,患者无需支付费用。

二、发展中国家的结核病筹资

(一) 巴西

巴西政府强化政治承诺,结核病患者可以获得免费的诊断和治疗,贫困结核病患者还能获得就诊车票和救济食品,显著减低结核病死亡率。

1. 卫生筹资概述　在 1986 年医改之前,巴西联邦政府实施"全国社会保险医疗救助制度",规定凡有固定收入者只要交纳一定比例的医疗保险费,就可以享有免费医疗。但由于全国大部分人口没有固定收入,使得全国有约一半的人口享受不到免费医疗。为改善医疗卫生领域的不公平状况,巴西政府通过立法的形式,以一般税收为基础,形成自己独具特色的筹资制度——统一医疗体系(Portuguese:Sistema Único de Saúde,SUS)。SUS 体系实施分区分级诊疗和转诊管理,每一个巴西公民都有权享有统一医疗体系内各个医疗机构提供的免费医疗卫生服务。

政府举办的 SUS 并不是巴西卫生筹资的唯一途径,其卫生筹资渠道还包括民营医院、诊所、私立保险等,形成了全民免费医疗为主、私人医疗保险为辅的卫生筹资模式。其中,政府举办的 SUS 的筹资来源于政府一般税收,包括企业所得税、营业税、消费税、社会保险税等。巴西通过立法的形式规定政府必须承担国民卫生财政支出的全部责任,并规定州政府所应承担的卫生支出占财政总支出的比重不低于 12%,市政府不低于 15%,联邦政府则承担了近 50%

卫生总费用。私人医疗保险按照疾病风险收取保费、重点覆盖 SUS 没有的项目。目前,巴西私人医疗保险的覆盖率为 19.7%,不同经济发展程度的地区差异较大。但是,由于民营医院的服务能力较弱,私人医疗保险参保人仍然会到公立医院就诊。

概括来说,巴西的卫生筹资渠道来源于政府财政预算、私人医疗保险和个人,以政府财政拨款为主。以 2005 年为例,1 550 亿里尔卫生总费用中财政拨款经费占 46.5%,私人医疗保险占 24.5%,自费支出占 29%。

2. 结核病筹资现状 巴西的 SUS 包含结核病防治服务,联邦政府每年投入约 1 700 万美元以实施国家结核病防治规划。由卫生部负责协调、督导、人才培训和采购抗结核药物(包括 MDR-TB 药物),无偿发放到全国各级公立医院。全国各级公立医疗机构参与病人发现的筛查。为了有效地发现结核病患者,巴西还将结核病防治工作纳入家庭医疗体制之中。结核病患者可以获得免费的诊断和治疗,贫困结核病患者还能获得就诊车票和救济食品。

结核病是巴西的重大公共卫生问题之一,结核病防控成为卫生行政部门的一项优先事项,DOTS 和将结核病控制分散到初级保健的做法开始加强。不断增加的国家预算,以及联邦政府、州和市之间结核病防控政策的制订为结核病防控提供了有力的支持。2011 年,巴西实现了《控制结核伙伴关系》中结核病死亡率与 1990 年相比降低了 50% 的目标。

(二)俄罗斯

20 世纪 90 年代,俄罗斯结核病控制项目的财政支持显著减少,以及结核病防控从业者的低薪酬、结核病筛查活动的停止和药物供应的不充分等原因,导致了结核病发病率快速增长。目前,政府加大财政投入,实施结核病控制的新标准。

1. 卫生筹资概述 1991 年,俄罗斯第一部医疗保险法律《俄罗斯联邦居民医疗保险法》实施,促进了联邦强制医疗保健基金的建立,推行强制性的健康保险,主要筹资来源是强制性和自愿医疗保险缴费。俄罗斯企业和员工各需承担部分保险费用,其中企业或单位需交纳员工工资总额的 3.8%,而员工则需交纳工资额的 1.8%。

同时,每个州也建立了相应级别的基金,作为新的非预算性的筹资来源,以增加现有的预算资金,建立资金的统筹机制,并在使患者可以自由选择服务机构和保险的同时,提供全面覆盖可及性卫生保健服务。强制医疗保险基金的主要资金来源于各企业交纳的强制医疗保险费以及联邦政府的拨款,其中交纳的保险费占强制医疗保险收入总额的 90% 以上。医务人员的工资由国家支付,患者的医疗费用及住院期间的饮食费用则都由医疗保险支付。

最近几年随着俄罗斯联邦经济的复苏,俄罗斯政府逐步加大在医疗卫生领域的投入。投入的资金主要用于社区卫生中心的建设、购买新的卫生设备和医护人员培训,个人仍然需要承担较高的医疗费用支出。

2. 结核病筹资现状　俄罗斯的结核病发病率位列世界第9,同时也是22个结核病高负担国家之一。在20世纪90年代,俄罗斯联邦结核病控制项目的财政支持显著减少,结核病防控从业者的低薪酬导致大量专家离开医疗和研究机构,停止结核病筛查活动以及不定期和不充足的药物供应导致了结核病发病率几乎三倍的增长。

自2000年以来,为应对不断变化的疫情和经济挑战,俄罗斯修订了结核病规划,通过与WHO合作,实施了结核病控制的新原则,并开展试点。试点项目的成功为俄罗斯结核病规划提供了良好的模式,并在2000年至2012年被纳入新的俄罗斯法规。俄罗斯联邦政府为控制结核病投入了大量资金,2007年至2010年期间拨款7.4亿美元,2011年拨款3.57亿美元,并为监狱的结核病控制提供了额外资金。

2009年,俄罗斯联邦预算委员会预算的结核病防治资金总额为12.6亿美元,其中,10.8%来自联邦预算,88.4%来自地区预算,0.8%来自国际组织。加大财政支出显著改善了结核病控制的效果,发病率从2000年的90/10万下降到2013年的63/10万。同时,死亡率从2005年的22.6/10万下降到2013年的11.3/10万。目前,俄罗斯结核病规划仍然实行长期住院治疗,其基础是需要将感染者与其家庭和社会隔离。试点地区结核病患者的门诊治疗已反映在新规定中。许多地区正在实施感染控制措施,建立新的结核病规划并修改其工作方法,以将传播的风险降到最低。

(三) 印度

由于早期结核病防控规划管理薄弱、资金短缺、没有标准的治疗方案等原因,印度是结核病最为严重的国家之一,目前通过加大政府财政投入力度及国际社会援助,顺利推进新的结核病控制规划。

1. 卫生筹资概况　印度是一个联邦制的国家,中央与地方之间财政失衡现象严重,各邦之间税收能力悬殊较大。总体来看,全国用于卫生的公共支出远远低于必需水平,超过70%的医疗费用由患者自付。为解决印度公共医疗卫生支出水平低下、并且在各邦之间分布不均等问题,印度中央政府于2005年推出全国农村健康计划(2005—2012)。该计划筹资渠道来源于中央财政和各邦财政,其中,中央财政按照各邦人头数进行拨款。对于健康状况较差的重点邦可以多获得 30% 权重的中央财政拨款,各邦拨付的资金至少应该占中央政府拨款的 15%。通过实施该计划,政府投入了 42% 的卫生总费用,拥有 15 万家的初级医疗卫生保健机构,为印度国民提供了 60% 的产前服务和 90% 的免疫接种服务。

2007 年,为降低过高的自付费用支出,印度劳工部推出全民健康保险计划。保险受益家庭不必缴纳保费,每年只需支付 30 卢比的挂号费。保费由中央政府与邦政府按 3 : 1 的比例分担,中央政府每年给每户家庭的最高补贴数 565 卢比,还承担 60 卢比的智能卡片工本费。

2. 结核病筹资现状 印度是世界上结核病流行最为严重的国家,在全球 22 个结核病高负担国家中名列前茅,每年新发肺结核病人约 170 万,占全球病人总数的 1/3。自 1962 年起,印度已实施国家结核病规划(NTP),并在 520 余个区建立 440 个结核病中心。由于规划管理薄弱、财政短缺、没有标准的治疗方案等原因,该规划对结核病患病率没有明显的流行病学作用。

鉴于此,印度于 1993 年修订了国家结核病控制规划(RNTCP),通过加强各级政府的领导和承诺、提高结核病的诊断水平、完善现代结核病控制策略(DOTS)、提高结核病人的发现率和治愈率、确保抗结核药品的供应、加强病人的管理等措施来加强全国的结核病控制工作,并开始结核病控制项目的试点。1998 年,印度在全国范围内启动结核病控制项目。

结核病控制项目的资金来于印度政府、世界银行和双边组织(荷兰政府、英国政府)的援助。其中,印度政府每年提供国民经济总产值的 3% 用于全民结核病的免费治疗。对于承担结核病防治的公立或私立医院,其人员工资、医院的治疗设备、用房及病人的所有住院费用均由政府承担。世界银行则提供一个 5 年期总额 1.42 亿美元的软贷款。2017 年,印度结核病筹资总额达 5.25 亿美元,国内筹资 3.87 亿美元占筹资总额的 74%,是 2016 年国内筹资的 3 倍,其余 26% 来自国际捐助。

(四) 其他国家

一些注重公平和健康权的中低收入国家在本国财政和国际援助的支持下,提供免费的结核病诊断和治疗服务,如:越南是最先完成结核病防治规划目标的几个结核病高负担国家之一,结核病患者在国家结核病防治机构能享受免费治疗。尼泊尔的结核病人在公共卫生机构就诊和治疗的所有费用,包括住院伙食均由政府负责,而到私立医院就诊和治疗的病人则自己支付费用。秘鲁在 1992 年以前,结核病以诊断为主,无力进行免费治疗,1992 年以来,由于政府每年投入 400 万 ~500 万美元的防治经费,免费为所有类型的患者提供治疗,DOTS 策略覆盖全国。

中低收入国家的结核病防治资金以国家援助和患者自付为主。如：刚果2014年结核病资金为0.55亿美元，其中国际援助基金占50%，国内自筹资金5%，剩余45%来自患者。

近年来不少研究都表明，发展中国家的医疗保障水平普遍较低，传染病控制技术和管理手段均不成熟，尽管许多中低收入国家对结核病和艾滋病人提供"名义上"的免费诊断和医疗服务，但未改变患者依然承受着较重的疾病经济负担的事实。

（陈迎春　李浩淼）

参 考 文 献

［1］朱沙，郭佩霞. 我国公共产品基础理论研究进展与评述［J］. 技术经济与管理研究，2011（10）：71-74.

［2］World Health Organization.Health systems financing：the path to universal coverage World health report 2010. Available at：https://www.who.int/whr/2010/en/

［3］World Health Organization.Tuberculosis：a global emergency，World health forum.1993，14（4）：438.

［4］World Health Organization.Framework for effective tuberculosis control.WHO Tuberculosis Program. Geneva：World Health Organization press，1994.

［5］何广学，王黎霞. 结核病控制策略的演变［J］. 预防医学论坛，2008，14（6）：481-484.

［6］World Health Organization.Moscow declaration to end TB. 2017.Available at：https://www.who.int/tb/features_archive/Online_Consultation_MinisterialConferenceDeclaration/en/

［7］World Health Organization.Global tuberculosis report executive summary 2016.Available at：https://www.who.int/tb/publications/global_report/gtbr2016_executive_summary.pdf

［8］World Health Organization.Global tuberculosis report executive summary 2017.Available at：https://www.who.int/tb/publications/global_report/gtbr2017_executive_summary.pdf

［9］Public Health England.Tuberculosis in England 2017 report. Available at：https://www.gov.uk/government/publications/tuberculosis-in-england-annual-report#history

［10］崔万有，日本社会保障制度及其发展演变［J］. 东北财经大学学报，2007（1）：84-87.

［11］励晓红，高解春. 美国医疗卫生服务筹资模式及其对我国医改的启示［J］. 中国卫生资源，2007，（5）：261-262.

［12］陈昱方. "金砖四国"医疗卫生体制的比较研究［J］. 华中科技大学学报，2011.

［13］邹级谦. 巴西、秘鲁结核病控制工作考察报告［J］. 结核病健康教育，2004，1.

［14］Gisele Pinto de Oliveira，Ana Wieczorek Torrens，Patrícia Bartholomay，et.al. Tuberculosis in Brazil：last ten years analysis 2001-2010［J］. The Brazilian Journal of Infectious Diseases，2013（2）：218-33.

［15］RA ATUN，Y SAMYSHKIN，F DROBNIEWSKI，et.al. Costs and outcomes of tuberculosis control in the Russian Federation：retrospective cohort analysis［J］.Health Policy and Planning，2006（5）：353-64.

［16］Yablonskii P K，Vizel，Alexandr A，Galkin，Vladimir B，et al. Tuberculosis in Russia，Its

History and Its Status Today［J］. Am J Respir Crit Care Med, 2015 (4): 372-376.

［17］葛文达·拉奥琦, 米塔·乔杜里. 印度的医疗卫生融资改革［J］. 王宇, 译. 金融发展研究, 2013 (8): 48-54.

［18］Khatri G R, Frieden T R. 印度结核病控制的现状与展望［J］. 赵丰曾, 译. 国际结核病与肺部疾病杂志, 2001 (3): 113-119.

［19］郑金凤, 王伟琴, 林国全. 印度、尼泊尔结核病控制项目考察报告［J］. 海峡预防医学杂志, 2004, 10 (3): 80-81.

第三章
中国肺结核筹资实践

结核病防治是我国的重大公共卫生问题,充足、高效的卫生筹资是结核病防治的基础。本章介绍了我国的卫生筹资体系的发展历程,全面梳理了我国肺结核相关的筹资政策,总结了中盖结核病项目三期项目省(区)的结核病筹资政策与落实情况,为我国肺结核筹资政策的发展与完善提供借鉴。

第一节　中国卫生筹资体系

中国卫生筹资的渠道主要来源于政府财政卫生投入、社会筹资和个人支付。随着经济体制改革和新医改深入,我国卫生筹资模式、筹资水平、筹资结构不断发展变化,呈现多元卫生筹资体系。

一、政府卫生筹资的发展

政府卫生筹资包括政府的直接筹资以及间接筹资。直接筹资的资金来源于税收,一般指政府卫生预算,包括卫生事业费、中医事业费、计划生育经费、卫生基本建设投资、医疗科研和公费医疗经费。间接筹资是指通过政府影响而筹集到的资金,包括政府间的卫生发展援助、非政府组织或私人的慈善捐助等。本章主要讨论政府卫生筹资是指政府卫生直接筹资。我国的政府卫生筹资政策随着经济体制改革和政府职能的调整而发展变化(见表3-1)。

表 3-1　我国的政府卫生筹资的发展历程

阶段	政府卫生筹资范畴
计划经济时代	(1) 固定资产范畴：中央、省、市(地)、县各级医疗卫生服务设施、全民所有制的乡级中心卫生院、卫生院建设及集体所有制卫生院建设补贴；高、中级卫生技术人才培养；医疗卫生科研设施。
	(2) 预算拨款范畴：预防保健机构全额预算拨款；医学教育、科研机构全额预算拨款；各级医院和全民所有制乡卫生院按卫生人员工资 10% 拨款；集体所有制乡卫生院按卫生人员工资 60% 拨款；上述机构的设备更新、房屋大修等一次性专款。
	(3) 医疗保障范畴：公费医疗全额来源于政府财政拨款。
公共财政时期	(1) 公立医院范畴：基本建设和设备购置、重点学科发展、人才培养、符合国家规定的离退休人员费用和政策性亏损补贴等六项投入。
	(2) 公共卫生服务范畴：公共卫生机构的基本建设、设备购置等发展建设支出、人员经费、公用经费和业务经费根据人员编制、经费标准由政府预算足额保障，开展的公共卫生项目纳入预算管理。
	(3) 基层医疗范畴：基层医疗卫生机构的公共卫生服务和基本医疗服务经费由政府补助，对符合设置规划的基层医疗机构给予一次性补助。
	(4) 基本医疗保障范畴：对符合条件的少儿、大学生、户籍非从业居民参加医疗保险给予缴费补贴。

在计划经济时代，政府卫生筹资主要由各级政府、单位和集体组织等公共部门承担。其中，政府对预防保健机构、医学教育、科研机构全额预算拨款，对各级医院和全民所有制乡镇卫生院按卫生人员工资 100% 拨款，对集体所有制乡卫生院按卫生人员工资 60% 拨款，对上述所有机构的设备更新、房屋大修等一次性拨款，还负担党、政、事业单位职工及大学生的公费医疗。公有制企业包揽了近乎所有医疗卫生服务的提供，包括医疗机构的建设、人才培训、科研。集体经济组织(小企业、农村)同样负责乡镇卫生院、村卫生室的建设，补贴卫生院的运转和乡村医生的薪酬。

随着改革开放进程的推进，各级财政以经济建设为中心，政府卫生筹资的职能也逐渐弱化，政府卫生筹资不足。于是，政府给医疗机构下放一定的自主权，鼓励公立医疗机构"自主经营、自负盈亏"，即通过使用者付费来维持其运转，同时对从业人员数量和医疗服务的价格进行控制。这一阶段政府卫生筹资的不足带来了卫生领域一系列的不公平问题。

2003 年，我国公共财政转型，从注重经济转向注重民生、从大包大揽转向有限责任、从依赖行政化等级体系转向运用市场机制。新一轮医改为政府在卫生领域的筹资责任范畴和投入路径明确了方向。目前,我国政府卫生筹资责任主要保障公共卫生、基本医疗和政府治理,投入路径既有需方投入又有供方投入。政府卫生筹资需方投入主要是通过财政补助基本医疗保险而进入医保统筹账户,发挥卫生筹资的购买服务功能。

供方投入中的公共卫生机构(疾病预防控制、健康教育、妇幼保健、精神卫生、应急救治、采供血、卫生监督和计划生育等)的收支纳入同级政府财政预算安排,按规定配置标准所需的基本建设、设备购置等发展建设支出由政府足额安排,人员经费、公用经费和业务经费根据人员编制、经费标准、业务工作完成及考核情况由政府预算全额安排。基本公共卫生服务项目经费由政府按照服务人口数和人均补助标准安排,重大公共卫生项目所需资金由政府全额安排。

公立医院的基本建设和设备、重点学科发展、人才培养、符合国家规定的离退休人员费用和政策性亏损补贴等由政府财政投入。政府举办的基层医疗卫生机构所需的基本建设、设备购置、人员经费、承担的公共卫生服务项目经费以及突发公共卫生事件处置任务经费由政府财政补助。对符合设置规划的村卫生室,政府财政在建设初期给予一次性补助,卫生室运行由政府财政定额补助。

二、医疗保险卫生筹资的发展

我国政府历来高度重视医疗保险制度的建设和发展,出台多项医疗保险政策,构建多层次医疗保障体系。伴随着经济体制改革化,我的医疗保险制度历经变迁,呈现出鲜明的阶段性特点(见表3-2)。

表3-2 我国的医疗保险体系的发展历程

阶段	医保政策	主要内容
传统医疗保障阶段 (1949—1978年)	《中华人民共和国劳动保险条例》 (1952年)	实施劳保医疗制度
	《关于全国各级人民政府、党派、团体及其所属事业单位的国家工作人员实行公费医疗预防的指示》 (1952年)	确定公费医疗的保障群体、筹资来源
	《关于把卫生工作重点放到农村的报告》(1965年)	推动了农村合作医疗保障事业的发展

续表

阶段	医保政策	主要内容
转型阶段 (1979—1992 年)	《农村合作医疗章程》(1979 年)	尝试恢复传统合作医疗,但实际参合率不足 5%
	《关于进一步加强公费医疗管理的通知》(1984 年)	在公费和劳保医疗中引入个人自付
基本医疗保险制度探索阶段 (1993—2008 年)	《关于建立社会主义市场经济体制若干问题的决定》(1993 年)	确定城镇职工医疗保险金由单位和个人共同负担的制度模式
	《关于职工医疗保障制度改革扩大试点意见》(1996 年)	扩大职工医疗保险改革试点
	《关于建立城镇职工基本医疗保险制度的决定》(1998 年)	正式确立了我国城镇职工医疗保险制度
	《关于建立新型农村合作医疗制度的意见》(2003 年)	正式建立新农合制度
	《关于开展城镇居民基本医疗保险试点的指导意见》(2007 年)	开展城镇居民基本医疗保险试点
全面医保建设和完善阶段(2009 年至今)	《关于全面开展城镇居民基本医疗保险工作的通知》(2009 年)	全国范围内全面开展城镇居民基本医疗保险
	《关于印发医药卫生体制改革近期重点实施方案(2009—2011 年)的通知》(2009 年)	要求三年内,职工医保、居民医保和新农合覆盖城乡全体居民,参保率均提高到 90% 以上
	《社会保险法》(2010 年)	确定全民医疗保险制度的基本架构
	《关于领取失业保险金人员参加职工基本医疗保险有关问题的通知》(2011 年)	将领取失业保险金人员纳入职工医保
	《关于开展城乡居民大病保险工作的试点意见》(2012 年)	建立大病医疗保险,进一步分担城乡居民疾病经济负担
	《关于加快发展商业健康保险的若干意见》(2014 年)	推动商业健康保险的发展
	《关于整合城乡居民基本医疗保险制度的意见》(2016 年)	推进城镇居民医保和新农合制度整合,逐步在全国范围内建立起统一的城乡居民医保制度
	《关于开展长期护理保险制度试点的指导意见》(2016 年)	探索建立社会保险第六险

新中国成立以后，我国逐步建立起与计划经济相对应的公费医疗、城镇劳保医疗和农村合作医疗制度，覆盖了几乎所有的城市人口和85%的农村人口。公费医疗对象包括政府机关、事业单位人员及其退休职工；伤残军人、教师和大专院校学生（不包括家属）。劳保医疗是在职职工、退休和退职职工享受免费医疗待遇、职工家属享受半价医疗待遇的一项制度，其资金来源于企业的福利基金，相当于工资的11%~14%。农村合作医疗采取预付制，主要根据合作医疗计划的受益结构及当地的经济状况确定，每户农民约0.5%~2.0%的年收入（4~8元）用于合作基金；每个村从集体农业生产或乡镇企业中拿出一部分收入用于福利基金；上级政府补助三种形式来筹集卫生资金。

20世纪80年代初到90年代中期，宏观经济环境的变化导致医疗保险制度失去了保障的基础，表现为经济部门中的"铁饭碗"被打破，农村的集体农业向家庭联产承包责任制的转变，城镇失业人员、待业人员、无业人员、儿童、青少年、外来务工人员以及广大农村居民未被医疗保障制度所覆盖。传统的医疗保险制度不能适应新的经济体制，医疗保险制度改革蓄势待发。

1998年12月，国务院下发了《关于建立城镇职工基本医疗保险制度的决定》（国发〔1998〕44号）。城镇职工基本医疗保险取代以往的公费医疗和劳保医疗制度，为所有城镇职工包括政府公职人员、国有和私有企业职工提供基本医疗保障。与公费医疗和劳保医疗相比，城镇职工基本医疗保险覆盖人群增加了私企和小型国有企业职工，个体户和乡镇企业职工也可以自愿参加。城镇职工基本医疗保险筹资来于雇主缴纳年收入的6%，雇员缴纳年收入的2%。2002年，中共中央、国务院《关于进一步加强农村卫生工作的决定》（中发〔2002〕13号）明确提出"逐步建立新型农村合作医疗制度"（简称：新农合）。2003年，新农合制度开始在全国试点；2007年，新农合从试点阶段转入全面推进阶段；到2008年，新农合制度在我国农村实现全覆盖。新农合的筹资来源于参合人交费、集体经济组织扶持、政府财政资助和其他收入。其中，政府财政资助占新农合筹资来源的大部分。2007年，国务院颁布了《关于开展城镇居民基本医疗保险试点的指导意见》（国发〔2007〕20号），按照以家庭缴费为主，政府给予适当补助的筹资设计，探索建立针对城镇非从业居民的社会医疗保险制度。2009年，城镇居民基本医疗保险在全国全面推开。到2012年，基本医疗保险参保人数超过13.4亿人，我国已实现基本医疗保险制度全覆盖。

为进一步化解社会健康风险，2014年，国务院办公厅发布《关于加快发展商业健康保险的若干意见》（国办发〔2014〕50号），支持商业健康保险的发展。

2016年,为解决新农合和城镇居民医疗保险的城乡分割、重复参保、重复投入和待遇差异等问题,国务院颁布了《关于整合城乡居民基本医疗保险制度的意见》(国发〔2016〕3号),按照"筹资就低不就高,待遇就高不就低,目录就宽不就窄"的原则统一政策,推进城乡居民基本医疗保险制度的整合。同年,人力资源和社会保障部发布《关于开展长期护理保险制度试点的指导意见》(人社厅发〔2016〕80号),积极应对老龄化的风险。

我国初步形成了以新农合、城镇居民基本医疗保险、城镇职工基本医疗保险为主体,城乡医疗救助为兜底,其他多种形式医疗保险和商业健康保险为补充的中国特色医疗保障体系,作为卫生筹资的重要渠道。

三、个人卫生筹资的发展

健康是个人的权利,更是个人的责任。已有的研究已达成生活方式对于健康的重要性的共识,即生活方式对于健康的贡献度在50%~60%。根据可控制性责任观,内在可控的因果关系是判断责任的必要条件,人们应该对自愿行为所导致的结果承担责任。人们有权根据自己的偏好、价值取向选择自己的生活方式,并承担由生活方式导致的健康结果。因此,个人是卫生筹资的客体,同时也是卫生筹资的责任主体,应与政府、社会共担卫生筹资责任。

根据WHO的研究,个人卫生支出比的不同,卫生筹资体系在服务与筹资的公平性、卫生服务的可及性、健康保险的覆盖率、卫生资源利用的效果和财务保护上均有差异。

在不同的经济发展阶段,我国政府、社会以及个人承担了不同的筹资责任,呈现出此消彼长的变化趋势。政府卫生支出占比从1980年的36.24%逐年下降至2000年的15.47%,然后上升至2017年的28.91%;社会卫生支出占比从1980年的42.57%逐年下降至2001年的24.10%,后逐年上升至2017年的42.32%;相应的,个人卫生支出占比从1980年的21.19%逐年上升至2001年的59.97%,后逐年下降至2017年的28.77%(见图3-1)。

在政府卫生投入增加和全民医保的覆盖下,我国的个人卫生支出占比已经低于30%,能够保证医疗服务的可及,有效分担疾病经济风险,降低家庭灾难性卫生支出的发生率。

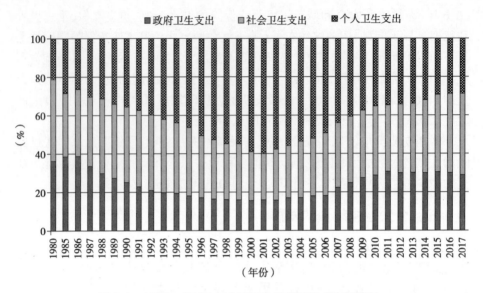

图 3-1　1980—2017 年中国卫生总费用构成变化情况

（数据来源:《2018 中国卫生健康统计年鉴》）

第二节　中国肺结核筹资政策

一、结核病筹资政策的演变与发展

我国政府历来重视结核病防治工作,不断制定和完善结核病防治政策。从 1991 年《结核病防治管理办法》的实施,我国的结核病步入了法制化管理的轨道开始,到 2001 年国务院下发《全国结核病防治规划(2001—2010年)》,结核病专项防治经费纳入各级政府财政预算的投入。政府出台多项结核病防治政策,明确了卫生部门、财政部门、社会保障部门、民政部门和教育等部门的职责,建立起较完整的结核病综合防治服务体系。其中,我国的结核病筹资渠道主要是国内财政资金和国际项目资金,以国内财政筹资为主(见表 3-3)。

目前,我国针对肺结核的主要筹资渠道包括中央和地方财政提供的结核病防治专项资金、重大公共卫生服务结核病防治专项资金、肺结核患者的基本医疗保险、贫困肺结核患者的医疗救助。其中,结核病专项资金主要用于为各类肺结核病人提供免费抗结核药品,为初诊肺结核可疑症状者提供免费痰涂片及胸片检查,为随访患者提供治疗期间随访查痰、胸片检查以及相关辅助治疗费用的减免;基本医疗保险报销纳入基本药物目录的抗结核治疗药物,并将

表 3-3　中国结核病筹资政策的演变和发展

时间	政策	主要内容
2001 年	《全国结核病防治规划（2001—2010 年)》	实施国家结核病防治规划，推行 DOTS 模式，对五种一线抗结核药物和四次痰涂片和一次胸片检查实施免费政策
2009 年	《关于促进基本公共卫生均等化的意见》	肺结核纳入重大公共卫生项目
2011 年	《全国结核病防治规划（2011—2015 年)》	要求将结核病防治经费纳入政府预算，逐步加大投入，倡导各地根据实际情况适当扩大诊疗费用减免范围。
2012 年	《国家基本药物目录（2012 版)》	将抗结核病药物纳入国家基本药物目。
2013 年	《做好 2013 年新型农村合作医疗工作的通知》	以省（区、市）为单位全面推开耐多药肺结核的重大疾病保障试点工作。
2015 年	《关于做好 2015 年国家基本公共卫生服务项目工作的通知》	基本公共卫生服务新增结核病患者健康管理服务。
2015 年	《结核病患者健康管理服务规范》	推动规范开展结核病患者健康管理服务项目。
2016 年	《建档立卡农村贫困人口因病致贫因病返贫调查方案》	对贫困肺结核患者进行摸底调查，为实施分类救治提供基础性数据和决策依据。
2017 年	《"十三五"全国结核病防治规划》	做好结核病患者医疗保险和关怀救助等五项工作任务
2019 年	《遏制结核病行动计划（2019—2022 年)》	大力推进结核病专项救治，中央财政加大投入力度，地方要将结核病防治工作经费纳入本级财政年度预算

肺结核纳入门诊特殊病种或慢病病种；重大公共卫生专项资金将肺结核患者纳入健康管理服务工作范围；民政部门对贫困肺结核患者实施救助，形成了以政府投入为主的多渠道结核筹资机制。

二、政府财政对结核病的投入

（一）结核病防治专项资金

从 2001 年开始,中央补助地方结核病防治专项资金每年筹资 4 000 万元结核病控制专经经费;2004 年,中央补助地方结核病防治专项资金筹资增加到 2.7 亿元;2010 年,中央补助地方结核病防治专项资金筹资增加到 5.6 亿元;到 2018 年增加到 9 亿元。2001 年,地方财政结核病防治专项资金每年筹资 7 250 万元;2010 年,地方财政结核病防治专项资金筹资增加到 4 亿元左右;2018 年,地方财政结核病防治专项资金筹资增加到 5.7 亿元。中央补助地方结核病防治专项资金,主要根据疫情报告和疾病防治规划及防治工作要求,按因素法进行分配。省级财政、卫生部门在收到中央财政专项资金补助和项目管理方案后,结合本省实际情况,并参照中央专项资金分配办法和项目管理方案要求,制订专项资金实施方案,及时将中央专项资金分配到市(地)或县(市、区)项目实施单位,同时将专项资金分配方案下发各地财政局及卫生局,抄送财政部驻当地财政监察专员办事处。中央补助地方结核病防治专项资金主要用于抗结核药物采购、病人诊断、治疗、随访、检查以及病人管理、报病、疫情追踪、网络专报、督导、健康促进等。

（二）肺结核纳入重大公共卫生专项资金

2004 年始,中央转移支付地方经费项目给结核病投入 2.7 亿元,以后逐年增加。2009 年,我国设立重大公共卫生服务,结核病被列为 9 项重大公共卫生服务项目之一,专项资金达 3.94 亿元;2016 年,增加到 6.38 亿元;2018 年,增加到 9.25 亿元。2015 年 6 月,原国家卫生计生委、财政部和中医药管理局联合下发文件,将结核病患者健康管理服务纳入到基本公共卫生服务项目中进行管理,并增加了相应经费和工作指标。同年 10 月,原国家卫生计生委办公厅印发《结核病患者健康管理服务规范的通知》(国卫办基层函〔2015〕880 号),对服务对象、内容、流程、要求和考核指标等均做出了具体和详尽的规定,基层筛查推荐、管理服务等费用由基本公共卫生服务项目资金支付。

三、基本医疗保险对肺结核患者的保障

我国从 2001 年开始推广 DOTS 策略,对肺结核患者提供免费检查(痰涂片和胸片)和一线免费药的诊疗政策,但其保障力度十分有限。肺结核患者在实际治疗的过程中还需要其他用药、检查和辅助治疗等,疾病经

济负担仍较重,影响了肺结核患者治疗的依从性和预后,不利于肺结核的防控。

2012 年以前,耐多药肺结核患者同一般患者一样没有特殊的政策。2012 年,原卫生部下发了《关于做好 2012 年新型农村合作医疗工作的通知》(卫农卫发〔2012〕36 号),将耐多药肺结核纳入了新型农村合作医疗大病保障的试点病种,要求新农合对耐多药肺结核患者的实际补偿比例应达到本省(区、市)限定费用的 70% 左右。并将抗结核药品纳入《国家基本药物目录》(2012 年版)。各省份按照国家政策的要求,纷纷出台了相应的政策。有的省份将耐多药肺结核按照普通肺结核进行补偿,有的省份规定耐多药肺结核的住院补偿比例比普通肺结核增加 5~10 个百分点,还有省份采取了按病种定额付费(见表 3-4)。

表 3-4　部分省份基本医疗保险对肺结核患者的补偿政策

省份	肺结核相关补偿政策
北京	2017 年,肺结核诊断与治疗已经纳入了城镇职工基本医疗保险、城镇居民基本医疗保险和新农合的保障范畴,患者发生的相关医疗费用,按相关政策予以支付,上不封顶。
江苏	2011 年,开始实行按病种定额收付费;住院补偿限额为 1.5 万元／例,门诊治疗报销限额为 1 000 元／(例·月),其中新农合补偿 70%;符合治疗报销限额为 1 000 元／(例·月),其中新农合补偿 70%;符合救助条件的患者再予医疗救助,救助比例应达到定额费用标准的 20%,实际补偿额不受当地新农合以及医疗救助最高补偿封顶线的限制。
浙江	2013 年,新农合对耐多药肺结核门诊及住院的报销比例不低于 70%,将肺结核等纳入特殊病种门诊统筹范围。
山西	2015 年,将肺结核纳入基本医疗保险门诊特定病种范围,门诊报销比例不低于 50%,封顶线不高于 1 万元,县级医院住院报销比 70%~90%,耐多药肺结核患者每年报销金额不超过 2 万元。
吉林	2012 年,肺结核患者在县级、县级以上医疗机构住院医药费用补偿比例分别为 80% 和 60%,比普通疾病提高 10 个百分点;耐多药肺结核患者到县级以上定点医疗机构治疗的补偿比例为 70%,比普通肺结核高出 10%。
江西	2011 年,将肺结核列入门诊大病补偿范围,门诊大病的补偿比为 40%,起付线为 0 元,封顶线为 3 000 元;2012 年,将耐多药肺结核纳入重大疾病保障范围,补偿比例提高到 70%。
河南	2018 年,将肺结核列入新农合补偿范围和城镇医保报销范围,同时将耐药肺结核治疗列入重大疾病救治范围,肺结核门诊和住院治疗均实行按病种付费。其中在一个医保年度内,初治肺结核患者门诊最高可报 5 100 元,耐多药肺结核患者门诊最高可报销 20 000 元,住院初治肺结核患者最高可报 8 000 元,住院耐多药肺结核患者最高可报销 15 000 元。在脱贫攻坚期内,享有城乡居民基本医疗保险的农村贫困肺结核患者,门诊治疗报销比例将提高到 85%。

续表

省份	肺结核相关补偿政策
湖北	2011年,将肺结核和耐多药肺结核等病种纳入按病种付费范围,住院治疗费最高限额付费标准为1.2万元/例。限额内的部分,新农合按70%补偿;超过部分由定点医疗机构承担。门诊后续治疗费用定额标准为400元/(例·月)。
湖南	2012年,实行按病种定额付费。住院按照1.5万元/例定额包干医疗费用,其中新农合补偿70%,患者仅支付包干标准的30%(上限4 500元);门诊后续治疗费用定额标准为1 500元/(例·月),纳入新农合特殊慢性病门诊定额补助范围,由新农合基金全额承担。
海南	2014年,将耐多药肺结核的治疗纳入新农合重大疾病保障,治疗费用分为住院15 000元/(例·次)和门诊1 500元/(例·月),报销比例为新农合70%;2015年,将普通肺结核纳入城镇职工和城镇居民医疗保障报销范围,其中城镇职工门诊报销比例90%,住院报销比例80%;城镇居民门诊报销比例90%,住院报销比例70%。
广西	2012年,肺结核治疗纳入新农合补偿范畴,门诊、住院均补偿70%,初诊、初次复治肺结核患者及住院患者全年门诊补偿累计封顶额分别为1 000元、1 500元、5 000元,耐多药肺结核患者全年补偿封顶额为5万元。
陕西	2012年,将耐药肺结核纳入农村重大疾病保障病种范畴,报销比例为70%;2015年,将肺结核门诊费用纳入新农合报销范围,报销比例为70%,实施单病种定额补助,住院起付线为3 000元/(人·次),报销比例为55%。
新疆	2015年,将普通肺结核患者诊疗纳入新农合保障范围,在当地结核病定点医院诊疗按照门诊100%、住院不低于90%的比例进行报销。同时,耐多药肺结核患者被纳入大病统筹和大病医疗救助范围,其中耐多药肺结核内科治疗可报销8.15万元、外科治疗可报销10.18万元。

　　我国各省、直辖市均将肺结核纳入基本医疗保险报销范围,但各省、直辖市的基本医疗保险对肺结核的保障力度存在差异。如北京对肺结核患者的报销金额不设封顶线,但其他各地的报销政策均设置了封顶线。从不同类型基本医疗保险的角度来看,城镇职工基本医疗保险对肺结核患者的保障力度大于城镇居民基本医疗保险和新农合。

四、肺结核相关的医疗救助政策

　　贫困人群是肺结核等传统传染病的高发人群,我国肺结核贫困患者比例高。医疗救助是保障困难群众基本医疗权益的基本性制度安排,贫困肺结核患者可申请医疗救助。各地方政府制定地方医疗救助政策,对贫困肺结核患者实施救助。如安徽省自2007年开始,每年财政投入495万专项资金对全省贫困肺结核患者开展医疗救治补助,最高限额每人每年900元。2010年起增至675万元,2012年开始又增加到810万元。截止到2017年,省财政共投入贫困肺结核患者救助资金 6 885 万元。为了让经济困难结核病患者能得到及时的救助,西安、银川、宜昌等地开展肺结核医疗救助"一站式"结算。

2012 年,卫生部、财政部、民政部联合下发《关于做好 2012 年新型农村合作医疗工作的通知》,要求各地的医疗救助基金对于符合条件经济困难的耐多药肺结核患者再予以 20% 左右的补偿。2015 年 11 月,《中共中央国务院关于打赢脱贫攻坚战的决定》提出要实施精准健康扶贫工程,各地根据地方实际出台政策将符合条件的贫困肺结核及耐多药肺结核患者纳入精准扶贫对象和医疗救助范围。例如:陕西省规定贫困肺结核及耐多药肺结核患者的治疗费用按规定经基本医疗保险、大病保险报销后,再给予医疗救助,患者自付费用不超过医疗总费用的 10%。

在政府主导下,我国构建起肺结核多方筹资机制。但受地区社会经济发展程度的影响,各地区的结核病专项经费、基本医疗保险、大病保险、医疗救助、慈善捐助等政策对肺结核患者的疾病经济风险保障程度存在很大差异。一项覆盖 24 省 67 地的调查显示,参加新农合、城镇居民基本医疗保险和城镇职工基本医疗保险的耐多药肺结核患者的门诊费用报销比例的中位数分别为 60%、60% 和 80%。城镇职工基本医疗保险门诊报销比例明显高于新农合和城镇居民基本医疗保险,差异均有统计学意义($P<0.05$)。参加三种保险的耐多药肺结核患者的住院费用报销比例分别为 70%、70% 和 80%,城镇职工基本医疗保险住院诊报销比例也明显高于新农合和城镇居民基本医疗保险,差异均有统计学意义($P<0.05$)。而且肺结核患者还需自费承担报销目录外的诊疗等直接医疗费用,以及因病误工等间接费用,我国肺结核患者(尤其是城乡居民患者)的疾病经济负担仍然较重。

第三节　中盖结核病项目筹资实践

一、项目背景

根据全国第五次结核病流行病学调查,结核病患者多为贫困人群,80% 以上的结核病患者的家庭年均收入低于当地平均水平。尽管我国针对肺结核已经建成了以政府投入为主的多渠道结核筹资机制,但因报销目录外的诊疗费用及因病误工等间接费用较多,肺结核患者的疾病经济负担依然很重,影响了患者治疗的依从性和肺结核防控的效果。

为了减轻结核病患者的就医经济负担,提高我国的结核病防治效果,2009 年 4 月 1 日,原卫生部陈竺部长与盖茨基金会联席主席比尔·盖茨签署了《中华人民共和国与美国比尔及梅琳达·盖茨基金会关于结核病防治合作的谅解备忘录》,启动了"中国卫生部—盖茨基金会结核病防治项目"(简称:中盖结核病项目)。该项目旨在通过在我国开展应用创新技术和卫生服务提供方式的试点研究,建立可持续发展的结核病预防控制新模式,实现提高中国结核病防治能力的目标,并为全球的结核病防控贡献中国经验。

项目一期(2009—2011 年)投入 0.65 亿元人民币,进行了多项研究,验证了结核病新诊断技术、新治疗管理方式、新筹资模式,加强疾控、医院、基层医疗卫生机构合作的新型结核病防治服务体系的可行性和有效性,并获得了宝贵的经验。

项目二期(2012—2015 年)投入 0.68 亿元人民币,将一期验证有效的新技术、方法和卫生服务提供方式进行整合并选择我国东部的江苏省镇江市、中部的湖北省宜昌市和西部的陕西省汉中市,共 3 个地市进行示范。项目二期的实施明显提升了三个地区的结核病防治体系的服务水平、效率与质量,减轻了患者的经济负担。

项目三期(2016—2018 年)为推广阶段,投入 1.24 亿元人民币,在国家结核病防治规划的基础上,进一步总结项目一期和二期的成功经验,优化结核病防治综合模式,并在我国东、中和西部地区分别选取浙江省、吉林省和宁夏回族自治区为试点省份进行推广。同时,将继续探索新的经费保障和医保支付改革政策、诊断技术和防治策略的研究,并在验证成熟后加载到以项目省为单位推广的结核病防治综合模式之中。

二、项目筹资目标

结核病是全球十大死因之一,是全球最严重的公共卫生威胁。2014 年世界卫生大会上通过了 WHO 的《终止结核病战略》,到 2035 年,结核病发病率比 2015 年降低 90%,结核病死亡数降低 95%,没有因结核病而面临灾难性费用的家庭。要实现这一愿景,全球结核病发病率的年度下降幅度必须达到 17%,任务十分艰巨,如果没有足够的资金和政策支持,难以达到全球消除结核病的目标。

我国是全球 30 个结核病高负担国家之一,也是 30 个耐多药结核病高负担国家之一,结核病患者和耐多药结核病患者(MDR/RR)数量均位居世界第二。普通肺结核基本是可治愈,若患者因经济原因不能及时就诊和规范治疗,不仅会在人群中进一步传播,还会发展为难治的耐多药肺结核,造成严重的公共卫生后果,加重患者及家庭乃至整个社会的经济负担。尽管我国各省(市、区)均将肺结核纳入基本医疗保险报销范围,但肺结核患者并发症较多,报销目录外费用较高,患者家庭灾难性卫生支出发生率较高。文献研究显示,浙江省衢州市、黑龙江省大庆市、河南省濮阳市、重庆市万州区 4 个地区初治涂阳肺结核患者在获得医保报销后疾病经济负担有所下降,但仍有 68.4% 的患者产生了灾难性卫生支出。

因此,中盖结核病项目三期要求在总结二期经验教训的基础上,通过协助和指导项目省落实结核病防治专项经费免费诊疗政策,探索基本医疗保险、大病保险和医疗救助对肺结核患者的倾斜政策,以及财政兜底补助等政策,建立对肺结核患者的多重保障机制,协同提高肺结核患者的医疗保障水平,最终实现普通肺结核患者的医疗总费用中自付费用比例低于 30%、耐多药和贫困肺结核患者的医疗总费用中自付费用比例低于 10% 的目标。

三、项目筹资原则

为了减轻肺结核患者的就医经济负担,避免因肺结核致贫或返贫现象的发生,中盖结核病项目三期探索由政府主导,财政、卫生、人社和民政等多部门协调,多渠道筹资的方式来提高肺结核患者的医疗保障水平。通过政府主导,多方筹资;政策向肺结核患者倾斜,提高补偿比例;构建肺结核患者多重保障机制,切实减轻肺结核患者经济负担,力求实现普通肺结核患者的疾病自付经济负担低于 30%、耐药肺结核患者的疾病自付经济负担低于 10% 的具体目标。通过减轻肺结核患者经济负担等措施,进一步提高患者治疗依从性,实现肺结核的防控目标。针对肺结核患者的多重保障策略如图 3-2 所示:首先,肺结核的防控有政府专项经费支出,提供免费检查和免费药品服务,加上基

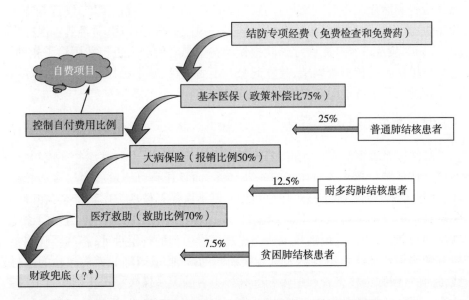

图 3-2　中盖结核病项目三期肺结核患者的多重保障策略

注:* 项目地区肺结核患者的自付比例不达标时,由政府财政兜底保障,具体兜底补助金额由当地政府根据实际情况决定。

本医保 75% 的政策补偿比,同时通过支付制度改革和监管制度的实施,控制目录外费用,普通肺结核患者的住院补偿水平基本可以达到 75%,即个人自付水平为 25%;在此基础上,耐多药患者高费用可能获得大约 50% 的大病保险补偿,其自付水平可降至 12.5%;贫困患者还可得到民政 70% 的医疗救助,使个人自付水平进一步下降至 7.5%。从政策层面分析,经过结防专项经费、基本医保、大病保险和医疗救助的四重保障,肺结核患者的自付比例基本可以达到中盖结核病项目三期的目标要求,不需要政府财政兜底保障。但若因报销目录外费用过多、实际报销水平偏低等特殊情况,项目地区肺结核患者的自付比例未能达到目标要求时,政府财政的兜底补助作为最后一道保障,将使项目地区肺结核患者的自付费用水平有效下降,保证实现项目目标。

(一) 政府主导,多方筹资

充足、高效和可持续的资金是肺结核防治工作的基础,各级政府加大肺结核专项经费的财政投入,建立财政、卫生、人社和民政等相关部门的沟通和协调机制,整合利用国家重大公共卫生项目、基本医疗保险和地方政府的结核病防控专项经费落实现行结核病免费诊疗政策,为肺结核可疑症状者提供免费痰涂片和胸片检查,为肺结核患者免费提供一线抗结核药品、治疗期间的痰涂片检查和治疗结束时的胸片检查;将肺结核纳入医保报销范围,发挥基本医疗保险、大病保险对肺结核患者的疾病经济风险的分担作用;对经基本医疗保险、大病保险及各类补充医疗保险报销后贫困患者的个人负担费用给予救助,进一步扩展肺结核筹资渠道,建立起公共卫生项目、基本医疗保险、大病保险、医疗救助以及慈善捐助多渠道的筹资机制。

(二) 政策倾斜,提高补偿

肺结核患者多为贫困人群,若患者因经济原因不能及时就诊并完成治疗,不仅会造成肺结核在人群中的进一步传播,而且还有可能发展为耐多药肺结核。因此,合理测算肺结核医疗总费用和基本医保补偿所需增量资金,在确保医保基金安全的前提条件下,降低起付线、提高封顶线;将肺结核纳入门诊特殊病种管理,参照住院报销政策适当提高门诊患者的补偿水平;将贫困肺结核患者和耐多药肺结核患者纳入重大疾病救助范围,适当降低大病保险的起付线,提高贫困肺结核患者和耐多药肺结核患者的大病保险报销比例和封顶线;适当拓展医疗救助对象的范围,将低收入家庭肺结核患者、因病致贫家庭肺结核患者等纳入救助范围等倾斜政策措施,提高了肺结核患者的保障水平,有利于肺结核患者的诊治及传染控制。

（三）控制费用,转变机制

项目省的卫生计生部门根据《肺结核门诊诊疗规范》《初治菌阳肺结核临床路径》《复治肺结核临床路径》以及《耐多药肺结核临床路径》的相关要求,参考项目制定的《肺结核患者诊疗服务包》组织制定当地的肺结核临床诊疗路径;根据近 2~3 年肺结核患者的门诊和住院医疗费用,结合本地诊疗规范和临床路径,分别测算不同定点医疗机构不同类型肺结核患者的按人次或按病种的门诊、住院费用或全疗程费用,并据此确定医保支付标准;在明确肺结核服务包的基础上,实施临床路径管理,完善和优化支付方式和标准,以规范医疗机构诊疗行为,控制不合理费用,进而实现医疗机构补偿机制的转变。

（四）强化监管,保证质量

保证医疗服务质量是患者的核心诉求,也是实施监管的根本目标。肺结核具有感染率高、病原学确诊率低、筛查率低、耐药率高的特点,尽管我国推行结 DOTS 策略,但由于治疗操作不够规范、药物不良反应、治疗费用过高等原因,影响了肺结核患者对医疗服务质量的感知。因此,项目试点地区通过明确肺结核临床诊疗路径的基本服务内容、抗结核化疗方案及临床路径管理来加强对医疗机构的监管;通过跟踪监测肺结核患者的医疗费用和就医流向,加大对不合理行为的惩处力度,确保肺结核患者医疗服务质量。

四、项目省肺结核筹资政策落实情况

根据中盖结核病项目三期《关于开展结核病诊疗筹资与支付方式改革的指导意见》,各项目省相应出台相关文件,积极推进各项工作。采取多种措施,落实肺结核筹资政策。专家组通过收集和梳理项目省肺结核筹资政策、项目省各县(市)填报调查表等形式,了解项目省在结核病免费诊疗政策、基本医疗保险和大病保险对肺结核患者的倾斜政策、民政对贫困和耐多药患者的医疗救助政策、财政兜底补助政策、以及其他交通和营养补助等方面的肺结核筹资政策转化和落实的进展。

（一）项目省的筹资总体进展情况

1. 加大政府财政投入力度,多方共同为肺结核筹资。在项目的促动和国家肺结核防控战略的引导下,三个项目省均采取多项措施为肺结核的防控筹集资金。一是各地政府加大肺结核防控投入的力度;二是基本医疗保险体系将肺结核纳入门诊慢性病、特殊病种等方式为肺结核患者的治疗提供支持;三是民政医疗救助成为减轻肺结核患者尤其是贫困肺结核患者疾病经济负担的主要资金来源之一。此外,浙江、宁夏有的地区还为肺结核患者提供就医时交通和营养补贴,提高患者的就医依从性。

2. 将肺结核纳入基本医疗保险的门诊特病范畴,提高肺结核患者的保障水平。试点地区通过医保政策适度向肺结核倾斜,将肺结核纳入医保报销范围、取消起付线、提高封顶线等措施,提高对肺结核患者的保障水平。浙江省桐乡市将肺结核纳入城镇职工基本医疗保险和城乡居民基本医疗保险的特殊病种,门诊报销比例提高到75%,取消报销起付线。宁夏回族自治区将普通肺结核和耐药肺结核纳入门诊大病保障范畴,提高年度报销封顶线。

3. 多重保障,减轻肺结核患者的经济负担。根据中盖结核病项目三期项目的实施指导意见,三个项目省通过落实结核病防治专项经费免费诊疗政策,探索基本医疗保险、大病保险和医疗救助对肺结核患者的倾斜政策,以及财政兜底补助等政策,建立对肺结核患者的多重保障机制,协同提高肺结核患者的医疗保障水平。监测数据显示,2019年上半年,浙江省桐乡市肺结核患者自付费用比例已经降至22%,达到自付比例不高于30%的要求。吉林省辽源市耐多药患者报销比例为100%,贫困肺结核患者每年获得2万元补助。宁夏回族自治区盐池县、海原县民政部门对于耐多药肺结核患者给予每例3 000元的交通、营养补助,以此提高肺结核患者的治疗依从性;吴忠市财政对肺结核患者采取兜底保障,减轻肺结核患者的经济负担。

(二)浙江省肺结核筹资政策落实情况

1. 政府财政对肺结核防治工作的保障力度 浙江省根据中盖结核病项目三期要求,在全省各地市探索提高肺结核患者医疗保障水平的策略,切实减轻肺结核患者的就医经济负担。2017年,浙江省相关部门先后印发《浙江省"十三五"结核病防治规划》《关于进一步完善慢性病门诊医保政策有关事项的通知》《新增医疗服务检测项目及价格通知》《关于下达耐多药结核病防治装备配置补助资金的通知》等一系列文件,探索肺结核多重保障机制。

浙江省级财政每年投入约500万元对耐多药肺结核患者进行专项补助。自2016年以来,各级财政进一步加大投入,浙江省每年获得中央财政转移支付的肺结核专项防治资金1 000余万元,省财政投入约1 000万元,用于肺结核的诊断和治疗补助。其中,省级财政的470万元用于耐多药肺结核患者诊疗补助,430余万元购买快速诊断试剂下发各市。

2. 医疗保险的肺结核倾斜政策

(1)基本医疗保险:截至2018年7月底,浙江省82%的县落实将肺结核纳入城镇职工基本医保和城乡居民基本医保门诊特殊病种管理的政策;21%的县降低城镇职工基本医保肺结核患者的住院起付线,26%的县降低城乡居民基本医保肺结核患者的住院起付线;25% 的县扩大肺结核城镇职工基本医保和城乡居民基本医保报销目录。浙江省城镇职工基本医保住院政策范围内的报销比例均在 80% 以上,三级医疗机构住院政策报销比例为 80%,二级和一级医疗机构分别达到 85% 和 90%;全省 93.2% 的耐药肺结核患者自付比例低于 10%,51.9% 的普通肺结核患者自付比例低于 30%。

(2) 大病保险:截至 2018 年 7 月底,浙江省 21% 的县适当降低肺结核参保患者大病保险的起付线,7% 的县提高贫困肺结核参保患者的大病保险报销比例和封顶线,17% 的县提高耐多药肺结核参保患者的大病保险报销比例,5% 的县城镇职工大病保险提高耐多药肺结核参保患者的大病保险封顶线,15% 的县城乡居民大病保险提高耐多药肺结核参保患者的大病保险封顶线。

3. 民政救助及其他保障政策　截至 2018 年 7 月底,浙江省 59% 的县将贫困肺结核患者纳入重大疾病救助范围,51% 的县将耐多药肺结核患者纳入重大疾病救助范围,13% 的县适当拓展医疗救助对象的范围。22% 的县落实财政专项兜底补助政策,22% 的县为肺结核患者提供交通和营养补助,7% 的县免费为肺结核患者提供肝功能检测。

浙江省各县(市)均推行肺结核分级诊疗及肺结核医疗救助"一站式"结算。其中,宁波市耐多药肺结核规范化诊治补助政策覆盖对象扩大至宁波市常住人口中未参加宁波市基本医疗保险的患者,补助上限为 1.5 万元/(人·年),补助期限为 1 个疗程,原则上不超过两年。临海市民政部门重特大疾病困难救助政策对肺结核住院患者扣除医保及自费部分后的医疗费用,再按照 70% 的比例进行补偿;慈善总会对患者年度医疗总费用超 2 万元且超出其收入的肺结核患者救助 2 000~4 000 元;市疾控中心对低保户患者按 100% 比例实施兜底补偿,对普通患者按 80% 比例兜底补偿,且每位耐多药肺结核患者每年可享受 1 200 元营养及交通费补贴,基本实现耐多药肺结核患者"零负担"。

(三)吉林省肺结核筹资政策落实情况

1. 政府财政对肺结核防治工作的保障力度　吉林省作为一个获得中盖结核病项目三期支持的中部省份,承诺全省各市(州)常规开展分子生物学检测,县区级常规开展痰涂片及痰培养检测,完成各级实验室设备和试剂配备、相关资质认证等实验室建设、电子药盒 CRT 项目和支付方式改革目标,切实提高肺结核防控的能力。

首先,吉林省将明确结核病防控体系的职责分工,建立卫生行政部门、疾病防控机构。定点医院和基层医疗机构间结核病合作机制,将全省各级结核病防控机构纳入公共卫生服务体系,实行公益一类管理;落实结核病防治人员的卫生防疫津贴。

在结核病防治专项资金方面,吉林省结核病"十三五"规划和吉林省政府《关于进一步加强结核病防治工作的实施意见》要求各级政府结核病防治经费纳入年度财政预算,市级财政每年按照不少于人均0.2元的标准预算财政经费,县级财政每年按照不少于人均0.3元的标准预算财政经费。从2016年开始,吉林省连续三年每年财政拨款270万元用于支持设备和试剂采购,其中540万元(2016年和2017年经费)用于未配备分子生物学设备的5个地市和22个县区采购设备和部分所需试剂,270万元(2018年经费)用于购买试剂。2017年,吉林省各级财政累计筹资1 643.37万元用于结核病防治。其中,省级财政拨款610万元,各地市财政拨款220.8万元,县区级财政拨款812.57万元,达到省政府的市级财政每年按照不少于人均0.2元、县级财政每年按照不少于人均0.3元的筹资标准。

2. 医疗保险的肺结核倾斜政策 吉林省在全省范围内开展基本医保对肺结核患者就医费用补偿的倾斜政策的推进工作。各项推进工作相对于2017年有了较大的进展。截至2018年7月底,各项倾斜政策的落实情况如下:

(1) 基本医疗保险:肺结核门诊纳入医保门诊特殊病种,同时提高肺结核患者门诊补偿水平。吉林省86%的县落实将肺结核纳入新农合门诊特殊病种管理的政策,41%的县落实将肺结核纳入城镇职工基本医保门诊特殊病种管理的政策,38%的县落实将肺结核纳入城镇居民基本医保门诊特殊病种管理的政策;纳入特殊病种保障范围的肺结核门诊患者与住院同比例报销,其中普通肺结核患者报销比例达75%,耐多药肺结核患者报销比例达80%。

肺结核患者的住院补偿采取扩展补偿范围、降低起付线、提高补偿水平等策略。19%的县落实扩大了城镇职工基本医保、城镇居民基本医保及新农合肺结核相关的报销目录;3%的县降低城镇职工基本医保、城镇居民基本医保及新农合肺结核患者的住院起付线。

(2) 大病保险:新农合大病保险:24%的县适当降低肺结核参合患者的起付线,28%的县提高贫困肺结核参合患者的报销比例,19%的县提高贫困肺结核参合患者的封顶线,24%的县提高耐多药肺结核参合患者的报销比例,22%的县提高耐多药肺结核参合患者的封顶线。

城镇职工大病保险和城镇居民大病保险:19%的县适当降低肺结核参保患者的起付线,提高贫困肺结核参保报销比例和封顶线,分别有22%、21%的县提高耐多药肺结核参保患者的报销比例、封顶线。

3. 民政救助的肺结核相关政策 截至2018年7月底,吉林省71%的县将贫困肺结核患者纳入重大疾病救助范围,50%的县将耐多药肺结核患者纳入重大疾病救助范围,9% 的县适当拓展医疗救助对象的范围。另外,10% 的县落实财政专项兜底补助政策。其中,德惠市实施"一站式"救助服务,对贫困肺结核患者补助 2 万元 / 年,财政累计投入资金达 400 万元。辽源市实施"一站式"救助服务,对贫困肺结核患者补助 2 万元 / 每年医疗费用,肺结核救助费用累计达到 400 万元;辽源市对耐多药肺结核患者全部兜底,多重保障机制的报销比例为 100%。

（四）宁夏回族自治区肺结核筹资政策落实情况

1. 政府财政对肺结核防控的投入力度　根据宁夏回族自治区党委、人民政府《关于印发"健康宁夏 2030"发展规划的通知》(宁党发〔2016〕52 号) 的精神,宁夏回族自治区人民政府印发《遏制与防治艾滋病"十三五"行动计划和"十三五"宁夏结核病防治规划的通知》(宁政办发〔2017〕103 号),提出自治区财政厅要根据结核病防治需要、经济发展水平,合理安排结核病防治经费并加强监管;市、县级财政部门要按照人均不低于 1.5 元的标准将结核病防治经费纳入预算,保障防治工作开展,切实减轻肺结核患者就医负担。截至 2018 年 7 月,77% 的县出台政策实现肺结核患者兜底政策,尽力将肺结核患者自付费用比例控制在目标范围内。

2018 年 3 月 15 日,宁夏中盖结核病项目办发布《宁夏中盖结核病项目诊疗筹资与支付方式的指导意见》(宁中盖办发〔2018〕8 号),提出多渠道筹资提高肺结核患者的医疗保障水平,并提出:在保障渠道方面,利用国家重大公共卫生项目和地方政府的结核病防控专项经费,在落实结核病免费诊疗政策的基础上,适当扩大诊疗费用减免范围,并严格落实结核病免费(涂片和胸片)检查和一线免费药品治疗。

吴忠市实现肺结核患者在医保结算后政府兜底。在《"十三五"吴忠市结核病防治规划》中,再一次明确"市级财政部门每年安排不低于 20 万元的结核病防治专项经费,县(市、区)级财政部门要按照人均不低于 1.50 元的标准将结核病经费纳入财政预算,保障防治工作顺利开展,切实减轻肺结核患者就医负担。"2018 年,为了实现中盖结核病项目关于肺结核患者自付比例低于 30% 的目标,经过沟通协商,吴忠市政府财政拨款 50 万元结核病民生项目资金,为全市 546 名肺结核住院患者提供兜底保障,对个人自付费用超过 1 000 元的患者,报销 1 000 元 / 人;对个人自付费用低于 1 000 元的住院病人据实报销,切实减轻住院肺结核患者的经济负担。

2. 医疗保险的肺结核倾斜政策

(1) 基本医疗保险:中盖结核病项目三期启动前,针对肺结核患者医保报销政策,仅耐药肺结核在 2013 年被纳入大病保险病种,而普通肺结核与其他病种报销政策相同,没有特殊政策,也未纳入门诊特病病种范围。中盖结核病项目启动后,经过多方的沟通和协商,普通肺结核和耐药肺结核被纳入基本医保门诊大病保障范围。根据宁夏回族自治区人社厅、财政厅和民政厅联合下发的《关于调整城乡居民基本医疗保险有关政策的通知》(宁人社发〔2017〕133 号),普通肺结核和耐药肺结核被纳入 2018 年基本医疗保险新增门诊大病病种,报销采取起付线 + 按比例报销 + 限额管理的方式给予补偿。起付线为 500 元,然后按比例报销(不同医保类型报销比例不同),参保人员门诊大病年度最高支付限额与住院统筹基金年度最高支付限额捆绑使用。城镇职工基本医保和城乡居民基本医保的普通肺结核参保患者初治限额分别提高到 2 400 元、1 700 元,复治限额分别提高到 2 600 元、1 800 元;单耐异烟肼肺结核参保患者限额分别提高到 6 000 元、4 200 元;耐多药肺结核参保患者限额分别提高到 26 000 元、18 000 元;广泛耐药肺结核参保患者限额分别提高到 40 000元、28 000 元。

截至 2018 年 7 月底,宁夏回族自治区所有县落实将肺结核纳入城镇职工基本医保和城乡居民基本医保门诊特殊病种管理的政策,但适当降低肺结核患者的住院起付线、扩大肺结核相关医保报销目录的政策尚未完全落实。

(2) 大病保险:宁夏回族自治区政府制定《因病致贫因病返贫重点疾病精准防控实施方案》,将贫困肺结核患者大病保险报销起付线由 8 400~9 500 元下调至 3 000 元,对贫困肺结核患者大病保险报销比例在普惠性基础上再提高 5 个百分点,确保其年度内住院医疗费用实际报销比例不低于 90% 或当年住院自付费用累计不超过 5 000 元;对耐药性肺结核患者集中在宁夏第四人民医院住院治疗,其治疗药物费用由各类医保政策报销,剩余费用由自治区卫生计生委、财政厅统筹安排的专项经费予以补助,确保耐药肺结核患者个人自付比例在 10% 以内。

截至 2018 年 7 月底,宁夏回族自治区所有县城乡居民大病保险均落实了对耐多药肺结核患者提高大病保险报销比例的政策,但城乡居民大病保险对贫困和耐多药肺结核患者降低起付线、提高封顶线,以及城镇职工大病保险对贫困肺结核和耐多药肺结核患者降低起付线、提高报销比例和封顶线等政策尚未完全落实。

3. 民政救助及其他保障政策 对于贫困肺结核患者、耐药肺结核患者,民政部门将其纳入重大疾病救助范围,同时,各地还通过多种途径筹集资金,为肺结核患者提供就医交通费和营养补贴。盐池县给可疑 / 疑似患者提供交通和营养费,给耐多药肺结核患者医保报销 90% 后,剩余 10% 由民政给予救助且每年提供 3 000 元的交通和误餐费;同心县配套经费给肺结核患者提供交通误餐补助,民政对普通肺结核患者自付超过30%、耐药肺结核患者自付超过10%,均给予超支比例的补助。

总而言之,中盖结核病项目三期的肺结核筹资改革实践取得了较好的成效,达到项目预期的目标,充分证明了"政府主导、财政加大投入力度、基本医疗保险补偿倾斜、民政对特殊人群的救助相结合"的多渠道筹资是减轻肺结核患者的疾病经济负担、提升患者治疗的依从性、可操作的有效筹资模式。

(陈迎春　龚光雯)

参 考 文 献

[1] 胡善联.中国何时走向全民健康保险——兼论世界卫生组织卫生筹资改革的策略[J].中国卫生经济,2005(6):5-9.

[2] 陈洁,杨尚懂,钟球.浅析结核病防治专项资金的筹集和管理[J].财经界(学术版),2011(11):121-122.

[3] 张立强,程斌,宋大平,等.我国耐多药肺结核病纳入新型农村合作医疗补偿政策现状与思考[J].中国初级卫生保健,2012(2):14-16.

[4] 北京晨报.北京:结核病诊断及治疗纳入医保.[DB/OL],http://gongyi.china.com.cn/2017-03/17/content_9392905.htm

[5] 湖南日报.结核病患者门诊住院双重保障.[DB/OL],http://hnrb.voc.com.cn/hnrb_epaper/html/201208/01/content_538160.htm?div=-1

[6] 湖北日报.耐多药肺结核纳入新农合补偿.[DB/OL],http://news.cntv.cn/20111230/103117.shtml

[7] 大河健康报.河南率先实施结核病按病种付费.[DB/OL],http://newpaper.dahe.cn/dhjkb/html/2018-11/23/content_298733.htm

[8] 山西新闻网.山西将结核病纳入基本公共卫生服务项目.[DB/OL],http://shanxi.sina.com.cn/news/b/2015-11-14/detail-ifxksqiu1574004.shtml

[9] 新华网.陕西结核病发病率下降明显.[DB/OL],http://www.xinhuanet.com/health/2018-04/04/c_1122634722.htm

[10] 江西省人民政府.关于巩固和发展新型农村合作医疗制度意见的通知.江西省人民政府公报,2010,24:34-38.

[11] 大江网.江西新增15类大病纳入新农合重大疾病保障范围.[DB/OL],http://news.cntv.cn/20120505/100480.shtml

[12] 南海网.海南结核病防治宣传义诊活动走进儋州.[DB/OL],https://www.sohu.com/a/303082459_100122968

[13] 广西新闻网.广西构建结核病防治"三位一体"模式为患者减负.[DB/OL],http://www.gxnews.com.cn/staticpages/20120211/newgx4f35bb9e-4673304-1.shtm

[14] 网易新闻.新疆:耐多药结核病患者可享大病医疗救助最高报销10万余元.[DB/OL],http://news.ifeng.com/a/20150324/43407195_0.shtml

［15］徐彩红,马伟,张灿有,等.耐多药肺结核诊疗费用在不同的医疗保障制度中的报销情况分析［J］.中国预防医学杂志,2014(7):633-635.

［16］中国疾病预防控制中心结核病预防控制中心.结核病合作项目介绍.［DB/OL］,http://chinatb.org/hzx/xmjsh/201208/t20120814_66833.htm

［17］王娜,王黎霞,李仁忠.四地市结核病定点医院住院初治涂阳肺结核患者医疗费用及经济负担分析［J］.中国防痨杂志,2012(02):79-84.

第四章
医疗保险支付方式改革

医疗保险费用支付是医疗保险运行体系中的重要环节,直接关乎医疗保险各方的经济利益和医疗保险制度的平稳运行,也是规范医疗服务行为、控制不合理医疗费用、引导医疗资源有效配置的重要杠杆。本章主要介绍医疗保险对医疗服务提供方的支付方式改革的概念、理论基础及分类,梳理国内外医疗保险支付方式改革实践,为设计肺结核的支付方式改革模式提供理论依据和实践经验。

第一节　医疗保险支付方式改革的理论基础

一、医疗保险支付方式的基本概念

医疗保险是为了补偿参保人因疾病风险造成的经济损失而建立的保险制度。首先,由参保人向医疗保险机构缴纳保险费,建立医疗保险基金。当参保人因疾病接受保险规定范围内的医疗服务后,所产生的医疗费用由医疗保险机构按照保险合同或法律条款予以参保人部分或全部经济补偿。因此,医疗保险费用支付是医疗保险最重要和最基本的职能,而医疗保险费用支付的途径和方法即为医疗保险支付方式。

医疗保险支付方式从最初简单的双向经济关系逐渐演变成三角经济关系。在双向经济关系中,参保人向医疗服务提供方直接支付医疗费用,然后从医疗保险机构获得相应的费用补偿。由于医疗费用的不断上涨,人们对医疗服务市场的特殊性有了更清晰的了解和认识,为解决医疗服务供需双方的信息不对称问题,医疗保险支付方式逐渐演变成由医疗保险机构代替参保人向医疗服务提供方支付费用的三角经济关系。这种由医疗保险机构作为第三方代替参保人向医疗服务提供方支付费用的方法即为医疗保险供方支付方式。

医疗保险支付方式由支付单位、支付标准和支付范围构成。其中,支付单位是支付方对供方进行支付的计费单元,决定了对供方支付的依据;支付标准是支付方对供方所提供服务的支付价格水平,即对供方的支付预期;支付范围是支付方予以支付的医疗服务内容,即医疗保险规定的可报销医疗服务项目。

二、医疗保险支付方式改革的基本理论

(一) 委托代理理论

委托代理理论是制度经济学契约理论的主要内容之一,主要研究委托代理关系。委托代理关系是随着专业化分工而产生的,由一批具有专业知识的代理人代理行使被委托的权利。在委托代理关系中,由于委托人与代理人的效用函数不一致,双方会产生一定程度的委托代理目标差异。为了预防和惩治目标差异行为,委托人有必要采取激励、监督的政策,使代理人与委托人的目标尽可能趋同。在医疗保险市场中,支付方式是将患者(需方)、医疗机构(供方)和医疗保险机构(支付方)联系起来的经济激励契约,三方之间存在着多重委托代理关系,通过签订保险费用支付合同,履行各自的权利和义务。

在医患关系中,患者(委托人)委托医疗机构的医生(代理人),为其选择适宜的治疗方案,并提供医疗服务,目标是使各自预期收益最大化。患者的最大目标是治愈疾病,并尽量使用较少的费用;医生作为经济学中的"理性人"在治疗患者的同时,最大化自己的收益。由于医患之间存在高度信息不对称性,医生有可能诱导需求来增加医疗服务的数量。按项目付费对医疗机构没有任何的约束机制,导致医疗费用不合理增长,医疗保险机构只能被动支付,必然增加医保基金的风险,终将影响患者的实际利益。

医疗保险机构作为参保人的代理人,代表参保人与医疗机构进行谈判。医疗保险机构(委托人)以契约方式委托医疗机构(代理人)为参保人提供医疗服务,并通过支付方式建立激励和约束机制,监督医疗机构的服务行为,控制医疗费用不合理上涨,保证所有参保人患病时既可获得安全、有效的医疗服务,还可获得足够的经济补偿,实现医疗保险基金使用效率的最大化。

此外,在社会医疗保险中,政府作为管理方参与到医疗保险支付体系中来。一方面,通过法律、法规及相关政策等对支付体系相关各方的经济关系进行管理和协调,规范各方的行为;另一方面,政府又与医疗保险支付体系各方发生着不同形式的经济关系,如:预算拨款、财政补助等。社会医疗保险中三角四方支付结构如图4-1所示。

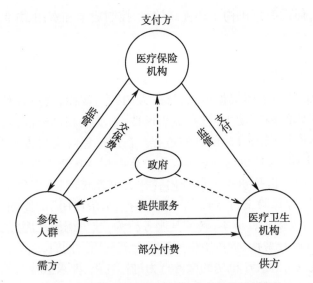

图 4-1　医疗保险中三角四方支付结构示意图

（二）非对称信息博弈论

非对称信息博弈论主要基于委托—代理理论框架,研究在非对称信息条件下最优交易契约的设计。在一项契约安排中,委托人与代理人双方既有利益一致的一面,又有矛盾或冲突的一面。由于信息的不对称,代理人可能采取有利于自己但不利于委托人的行动,故委托人在进行机制设计时必须考虑对代理人的激励与约束问题,使代理人按他所期望的方向行动。

在医疗保险市场存在明显信息的不对称性。医疗服务具有不可替代和必需性,医疗机构拥有患者的病情及相关医疗知识等信息,医患之间明显的信息不对称性对医疗消费影响极大。医疗保险机构不具有足够影响医疗消费的信息,但掌握了医保基金筹集和本地区总体医疗消费状况,对医保基金的支付质量高度敏感,医、保双方也存在极大的信息不对称性,因此,医疗保险机构必须根据已知信息(如:医保基金和目标受益水平等)设计一个激励和约束兼容的合同,其激励机制能够引导医疗机构即便从自身利益出发也会选择对患者最有利的行为,其约束机制可规范医疗机构的行为,减少风险的产生,从而获得双方利益博弈的均衡,这正是医疗保险支付方式改革的理论基础。

三、医疗保险支付方式改革的作用机制

医疗保险支付方式改革主要通过建立以下三个作用机制,引导合理的医

疗服务行为,促进医疗机构主动提高效率、控制成本和费用,并保证医疗服务质量。

(一)激励约束机制

激励约束是指主体根据组织目标、人的行为规律,通过各种激励约束方式,去激发客体的内在动力,迸发出积极性、主动性和创造性,同时规范其行为,朝着主体所期望的目标前进的过程。在医疗保险支付方式改革中,医疗保险机构为主体,医疗机构为客体。医疗保险机构代表参保人与医疗机构签订服务协议,明确医疗机构的服务内容和支付方式(包括支付单位和支付标准等)。通过医疗保险支付方式中"超支不补、结余留用"的原则,激励医疗机构为获得利润主动降低成本,转变其服务行为,减少诱导性医疗支出,有利于控制不合理的医疗费用,促进卫生资源的合理利用。同时,医疗保险机构通过契约管理的形式,对医疗机构的服务行为进行约束,要求医疗机构遵守服务内容,保证医疗服务质量。

(二)风险分担机制

风险分担是指将风险以某种形式在参与者之间进行分配的机制,其目的是减少风险发生概率,降低风险发生后造成的损失和风险管理成本,各方责、权、利的合理分担可促使参与者采取理性和谨慎的行为,实现共赢的目标。医疗保险基金超支是医疗保险长期面对的主要风险,导致医疗保险基金风险的因素包括医疗机构诱导需求、参保人过度利用医疗服务、待遇政策设计与筹资水平不匹配、监管不到位等。按项目付费的经济风险完全由医疗保险和病人承担,医疗机构未承担任何风险,导致医疗机构缺乏自主控制费用的意识。因此,医疗保险支付方式改革通过建立风险分担机制,使医疗保险参与方各负其责,由责任方承担相应的经济风险。支付方式改革在医疗保险基金可承受的范围内与医疗机构的协商确定医疗服务的购买价格,实行打包定额付费,超出支付标准的风险由医疗机构承担,从而促使医疗机构增强主动控制医疗费用的意识。

(三)质量保证机制

医疗服务质量是医疗卫生服务的核心价值,确保医疗服务质量不仅是医疗保险对医疗机构服务提供的基本要求,也是对参保人基本权益的重要保障。医疗保险支付方式直接影响供方的服务行为,也必然影响着医疗服务的效率和质量。在预付制的支付方式中,除按绩效付费外,对于医疗服务质量都没有正向激励作用。医疗机构在控制费用的同时,可能带来减少服务提供、降低服务质量等弊端。因此,医疗保险支付方式改革必须同步建立医疗服务质量的保证机制。根据不同支付方式的激励机制,结合临床路径管理,规范诊疗服务行为,辅以医疗服务质量监测评估和绩效考核等监管措施,确保医疗服务的质量。

第二节　常见的医疗保险支付方式

医疗保险支付方式按照支付对象可以分为向需方支付方式和向供方支付方式,本书中介绍的支付方式改革主要针对供方的支付方式改革。医疗保险支付方式按照支付时间可以分为后付制和预付制两类。按服务项目付费(fee for service)是传统的、应用最广泛的后付制支付方式,根据已提供服务项目的数量和支付标准进行支付。由于医疗服务提供方不承担任何风险,缺乏成本控制意识,刺激医疗服务的过度利用,导致医疗费用的快速上涨,从而促使了预付制支付方式改革的兴起。

预付制是指在医疗服务发生之前,医疗保险机构按照预先确定的支付标准,向参保人的医疗服务提供者确定支付额度,即预先给出一个支付预期。预付制支付方式根据计量单位不同可分为以下几类:

一、总额预算

总额预算(global budget):通常也称为总额预付,是指医疗保险基金在年度预算确定的情况下,对医疗保险基金总支出的计划安排,即医疗保险机构根据本区域以前的参保人数、就诊患者数量和医疗费用水平,综合考虑患者就诊人数增长、新技术应用和通货膨胀等因素,确定下一年度的费用预算总额,并与医疗机构协商,将预算额度分配到各个医疗机构,作为费用支付的最高限额。总额预付的优点是:可强制性控制医疗费用支出,医疗保险机构能够准确地预测年度支出,严格防范医疗保险基金的超支。其缺点是:单纯控制医疗总费用,对医疗服务质量和服务内容监管不力,影响医疗机构的积极性,会导致医疗机构减少服务、选择轻症患者、推诿危重病患的现象。

二、按服务单元付费

按服务单元付费(per-unit payment):服务单元是指将医疗服务的全过程按照一个特定的标准分为若干相同的服务单元,如:一个门诊人次、一个出院人次、一个住院床日等服务单元。按服务单元付费即为按照平均服务单元费用定额标准,根据医疗机构提供的服务单元量进行费用支付的方式。根据服务单元可分为按服务人次付费和按床日付费两种类型。

(一) 按服务人次付费

按服务人次付费又称为按平均定额付费(flat rate),指医疗保险机构根据不同级别的医疗机构往年的统计资料确定平均每人次费用的标准,再按照医疗机构的实际总服务人次数对医疗机构进行支付,一般用于门诊费用支付,也可用于住院费用的支付。按服务人次平均定额付费的优点是:能够鼓励医疗机构主动控制医疗费用,降低每服务人次的医疗成本,且操作简单,比较容易实现患者的全覆盖。其缺点是:由于各种疾病患者的医疗费用差异较大,尤其是住院患者费用离散度大,很难制定单一的付费标准,可能导致医疗机构通过分解服务人次等方式来提高收入。

(二) 按床日付费

按床日付费(per-diem payment):在综合考虑各定点医疗机构级别、实际开放床位数、年住院人次、住院次均费用等因素的基础上,将各级各类医疗机构进行分级,根据疾病的临床相似性、疾病实际发生数量、消耗医疗资源、病情严重程度及治疗进展等情况,对住院疾病进行分类或分组,并通过科学测算,确定住院各分组疾病各时间段每床日的付费标准,医疗保险机构按照住院床日确定的预算额度向医疗服务提供方支付费用。以床日为支付单元,只应用于住院费用的支付。按床日付费的优点是:对同一医院同一分组的病人每床日的支付标准相同,与治疗的实际花费无关,可鼓励医生降低单元成本,提高工作效率,而且可实现对住院病人全覆盖。其缺点是:医疗机构可能通过延长住院时间等方式来增加收入;也可能出现选择收治病情较轻的患者、拒收危重患者的现象;还可能为了降低医疗服务成本,减少对患者的必要服务,从而降低医疗服务质量。

三、按人头付费

按人头付费(capitation):是医疗保险机构根据医疗服务所覆盖的人口数计算一个支付总额,支付给医疗服务提供方。支付总额确定后,则不能随医疗服务量的增长而增长。若医疗费用超出确定总额,超支部分一般由医疗机构承担;若医疗费用低于确定总额,结余则留给医疗机构。按人头付费根据覆盖人口的不同,可以分为按服务区域人头付费、按患者人头付费两种类型。

(一) 按服务区域人头付费

基于大数法则及总量稳定原则,兼顾医疗卫生机构的规模、技术水平、服务对象的特点等情况,医疗保险机构根据医疗服务所覆盖的人口数(即参保人数),按照每人每年定额预付给医疗机构的基金额度,医疗机构则负责向服务区域内所有人提供规定的医疗卫生服务,即以年度总额预付的形式包干给医疗机构,主要针对整合型医疗服务提供方(如:县域医共体),同时覆盖门诊和住院服务,也适用于基层卫生机构的门诊服务。按服务区域人头付费的优点是:按人头打包所有门诊和住院费用,可以实现风险合一,避免出现门诊转住院的现象,促进医疗机构主动降低医疗成本;促进医疗机构加强患者管理,通过签约服务,提高患者治疗的依从性;可以体现防治结合,促使医疗机构加强预防保健服务,减少疾病发生,降低医疗支出。其缺点是:可能存在减少服务提供和降低服务质量的弊端,如医疗机构可能会限制所提供的医疗服务的数量和放弃某些高质量、高成本的治疗方案,为了节约成本,限制病人转诊等问题。

(二) 按患者人头付费

医疗保险机构针对预先设定的医疗服务包,按照每个患者人头每年定额支付经费给提供服务的医疗机构,通常应用于基层门诊慢性病按人头付费,如高血压和糖尿病。按患者人头付费的优点是:促进医疗服务提供方能主动控费,加强对患者的健康教育和全疗程规范管理,避免患者病情反复迁延。其缺点是:确定合理的支付标准有难度,过高的预付额会导致医疗服务供给的不合理增长;过低的预付额会导致医疗服务供方过度减少医疗服务供给,抑制患者的合理医疗需求,影响医疗机构的运行效率和医务人员的工作积极性。

四、按病种付费

按病种付费(case-based payment):是以病种为计费单位,在疾病分类基础上制定病种付费标准定额,医疗保险机构按照病种标准定额支付给医疗服务提供方。根据病种分组细化的程度可分为:单病种付费、按病种分组付费、按病种分值付费、按疾病诊断相关组付费四类。

(一) 单病种付费

单病种付费以每单一典型病种成本作为核算对象,归集与分配费用,计算出每单一病种成本后确定病种的单次支付标准。单病种定额付费是按照预先确定的病种单次支付标准按比例支付给医疗服务提供方。单病种定额付费的优点是:操作较为简单,参照临床路径确定支付标准较为准确,且可保证医疗服务质量。其缺点是:单病种多针对有明确临床路径的典型疾病,不涵盖并发症等,对疾病病种的覆盖面较窄,对住院病人的覆盖率低。

（二）按病种分组付费

按病种分组付费兼顾到患者的病情严重程度，可涵盖有并发症的病种，较单病种付费的覆盖面广，且分组相对简单，对医疗机构的信息化条件要求不高。目前主要有两种做法：

1. 按病种病情分组　首先按疾病诊断分组，各组再按照病情严重程度（轻、中、重）分为 A、B、C 亚组，A 组为没有并发症和合并症的单病种，包含每种疾病的大多数病例；B 组包括一些常见并发症的治疗；C 组包括有严重并发症的极少数病例。针对 A、B 组制定标准临床路径，并给予不同的付费标准，医疗保险机构按每亚组疾病定额标准付费；对变异较大及病情严重的 C 组仍按项目付费。

2. 按病种分组费用分段付费　首先按照操作编码 ICD-9 和疾病 ICD-10 编码，将疾病病种分成手术治疗类、非手术治疗类和儿科三个大类，住院患者根据疾病诊断进入不同疾病分组；再将每病种分组按照费用分为高、中、低三段，测算每组各段疾病的付费标准；医疗保险机构按每组各段疾病规定的付费标准和所占比例与医疗机构结算。

按病种分组考虑到病情的严重程度，可涵盖并发症或合并症等，其覆盖面较单病种付费的大，但其分亚组时较多依赖人为的判断，难以统一分组标准。

（三）按病种分值付费

按病种分值付费多在总额预算下实行，结合各病种所消耗的医疗成本，给每个病种设定对应的分值，各个医疗机构结合出院患者累计分值和医保经办机构根据预算标准而得出的医疗费用结算成本。按病种分值付费的优点是：针对相同病种的治疗，各个医院的分值相同，获取的效益一致，保证各医院的效益公平，调动医院控制费用的主动性；通过分值明确各病种之间费用占比关系，实现对医保基金总额科学有效的管控，也可减少推诿病人的现象。其缺点是：合理确定病种分值有一定难度，病种之间费用比例关系确定不合理，直接影响科室的效益和医务人员的积极性。

（四）按疾病诊断相关组付费

疾病诊断相关组（diagnosis related groups，DRGs）实质上是一种病例组合分类系统，通常以国际疾病分类（ICD）编码为基础，按主要诊断进行疾病分类，每一个主诊断类别（major diagnostic categories，MDC）对应一个器官系统或病因；在每个 MDC 内，再根据治疗方式进行分组；最后综合考虑患者的个体特征（年龄、性别、出生体重）、病情严重程度、并发症或合并症等细分为 DRGs。DRGs 以划分医疗服务产出为目标，故常作为医疗管理工具用于衡量医疗服务质量效率。

由于 DRGs 分组要求组内医疗资源消耗的一致性(即同组病例医疗费用的变异系数小于 1),进而形成了基于疾病诊断相关组的预付费制度(DRGs-prospective payment system,DRGs-PPS),被广泛应用于住院费用的支付,是目前国际上较为主流的支付方式改革模式。DRGs-PPS 的优点是:各组临床特征和资源消耗相近,分组标准的确定基于大量的数据统计和成本核算,可促进医院的精细化管理和成本控制,基本可覆盖所有的住院病例。其缺点是:病例分组和费用测算基于大数据分析,技术难度大;医院信息系统需要全面改造,操作成本高。

五、按绩效付费

按绩效付费(pay-for-performance):是一种将医疗服务质量作为支付考量的最新支付模式,即按照医疗服务的绩效考评结果来进行支付。通常将支付金额与医疗服务的质量和效果关联,首先确定一个可测量的医疗服务绩效预期,然后根据医院的医疗服务是否达到该预期,为医院提供经济奖励或处罚。按绩效支付一般其他的支付方式一起实施,目的是提高服务质量和效率,绩效支付以产出为支付依据。按绩效付费的优点是:促进医疗服务提供方重视医疗服务质量;其缺点是:确定可测量的、合理的医疗服务绩效预期的难度大。

综上所述,各类医疗保险支付方式各有不同的特点和适用条件,归纳其支付单元和支付标准确定的依据见表 4-1。

表 4-1　各类医疗保险支付方式的支付单元和支付标准依据

支付方式		支付单位	支付标准依据
后付制	按服务项目付费	每项服务项目	服务项目定价
预付制	总额预付	每个医疗机构/年	医疗机构医疗服务总补偿额
	按服务单元付费　按服务人次付费	每服务人次	门诊或住院每人次医疗成本
	按服务单元付费　按床日付费	每床日	住院疾病每日医疗成本
	按人头付费　按服务区域人头付费	每服务人头/年	区域发病率和医疗成本
	按人头付费　按患者人头付费	每患者人头/年	特定医疗服务包
	按病种付费　单病种付费	每种疾病	单一病种的医疗成本
	按病种付费　按病种分组付费	每个疾病组	疾病组平均医疗成本
	按病种付费　按病种分值付费	每分值	住院病种医疗成本与各病种间权重
	按病种付费　按疾病诊断相关组付费	每个 DRG	各 DRG 平均医疗成本
	按绩效付费	医疗服务绩效	疾病治疗效果

第三节　医疗保险支付方式改革实践

一、国外医疗保险支付方式改革发展趋势

从国外医疗保险支付方式改革的发展历程来看，随着医疗保障制度的社会、经济等环境因素的变化，医疗保险支付方式改革的模式和目的呈现以下三个发展变化的趋势：

（一）从后付制支付方式转变为预付制支付方式

20 世纪 80 年代之前，大多数国家实行后付制的按服务项目付费，这种支付方式是以供方为主导，对医疗服务的供需双方都缺乏费用约束，导致医疗服务费用的快速增长。因此，医疗保险支付方式改革成为了各国社会医疗保险改革的重点。随着西方国家福利和医疗改革的推进，医疗保险的功能和责任不断强化，医疗保险支付方式改革的方向由后付制转变为预付制，预付制支付方式是以支付方为主导，转被动购买为主动购买。医疗保障制度建立较早且较为成熟的国家最初多开展以按人头付费、按服务单元付费、总额预付等为主的预付制支付方式改革。

英国国家卫生服务体系（National Health Service，NHS）从 1948 年开始实行全民医疗保障制度，由全科医生给居民提供无偿的初级医疗服务，政府按人头付费的方式购买服务，即根据在全科医生处登记签约的居民人数，对全科医生按每人头标准进行支付。政府对公立医院的服务补偿采取按人头付费或按服务人次付费的方式，按服务人次付费是由政府与医院协商确定的服务价格和承诺的服务次数来确定支付的总额。

总额预付作为一种最能激发医疗机构主动控费、费用控制性最强的医疗费用支付制度，德国、加拿大等国家都采取了总额预付制度。加拿大从 1985 年开始探索对医院实行"医院总额预算制度"，根据上年医院的实际支出和预期的增长率，省卫生署与医院谈判确定医院全年的预算总额，医院承担社区全体居民的免费住院医疗服务。医院总额预算制度对医疗费用控制简单有效，加拿大成为发达国家中费用控制最好的国家之一。

（二）从基于医疗服务量的支付方式发展为基于医疗价值的支付方式

支付方式改革最初的目的即为控制医疗费用，但是，由于过度关注费用控制，供方可通过减少必要服务，导致医疗服务质量下降。因此，各国开始探索兼顾医疗服务质量和安全性的支付方式。

美国耶鲁大学为建立医院服务质量和服务利用的监测系统,于 1967 年开发了第一代 DRGs 系统。1983 年,美国国会修订《社会保障法》,将基于 DRGs 的医院预付费制度应用于 Medicare。DRGs-PPS 在美国正式颁布实施后,医院开始重视成本控制,大大减缓了医疗费用的增长速度,1983—1990 年期间 Medicare 住院总费用增速下降了 12.8 个百分点,降低了平均住院天数,有效提高了医疗服务效率。之后,DRGs-PPS 陆续被法国、澳大利亚、丹麦、德国、英国、芬兰和韩国等国家引进,对世界范围的医疗费用控制产生了深远影响。

2012 年,为促进医院提高医疗服务质量,美国开展了以价值为基础的报销项目,即将部分医院的住院医疗保险基金扣留,组成奖金池,根据各医院的质量和服务相关指标计算绩效得分,对医院应该获得的医疗保险基金进行重新分配,绩效优质的医院将获得奖励,绩效较差的医院则受到惩罚。按绩效支付以医保费用为经济杠杆,依据对医疗服务提供者服务质量、效率的评价结果进行支付,以此建立竞争关系,促进医疗服务提供者主动改善医疗质量。各国也逐步开始了按绩效付费的探索。由此可见,医疗保险支付逐渐由基于服务量的支付方式向基于医疗价值的支付方式发展。

(三) 从单一支付方式向多种支付方式的组合模式发展

随着医疗保障制度赖以生存的社会、经济环境等综合因素的变化,各国医疗保险从单一的支付方式逐步演变为多元化组合的支付方式。由于每种支付方式都有各自的优缺点,通过不同支付方式的组合模式设计,实现优势互补。

英国根据不同的服务类型采取了不同的费用支付方式:初级卫生保健服务方面,由地方当局以按人头付费与按绩效支付相结合的方式向提供服务的全科医生支付费用;社区卫生服务方面采取的是总额预算制,由英国 NHS 以总额预付的方式为慢性病护理等社区卫生服务支付费用;医院服务方面,首先由 NHS 以按服务、按结果付费方式向医院支付费用,再由医院以薪酬形式发放给专科医生。这种多元化、多层次组合的支付方式,不仅可以适应每种医疗卫生保健机构的特点,有利于实践操作和管理,能够降低费用,还能提高健康保健的产出效果。美国众多医疗保障主体的模式,更是设计了多种支付方式,协同发挥作用,通过经济激励调整医疗服务供方和需方的行为。

总而言之,从主要发达国家的改革经验来看,支付方式改革从来不是一蹴而就的,都经历了不同支付方式改革试行、调整、完善与推广的过程。总体发展趋势基本是从按项目付费为主的后付制向预付制的支付方式改革,从基于医疗服务量的支付方式向基于医疗价值的支付方式的方向发展,从单一支付方式向组合支付方式转变,其中 DRGs 支付方式则是在多个发达国家经过本土化调整后得到广泛实施,并取得较好的效果。

二、国内医疗保险支付方式改革发展历程

我国城镇职工基本医疗保险、新型农村合作医疗(以下简称:新农合)、城镇居民基本医疗保险分别建立于 1998 年、2003 年、2007 年,到 2009 年基本实现全民覆盖。随着全民医疗保险制度的建立与完善,医疗费用快速增长,我国医疗保险支付方式也在不断地改革与发展中。充分了解我国医疗保险支付方式改革的政策背景和发展趋势,有助于将肺结核支付方式改革更好地融入医疗保险整体的支付方式改革中。

(一) 我国医疗保险支付方式改革政策推进

2009 年,在我国开启新一轮医疗卫生体制改革之际,中共中央、国务院下发《关于深化医药卫生体制改革的意见》(中发〔2009〕6 号),从中央层面正式提出探索实行按人头付费、按病种付费、总额预付等支付方式,建立激励与惩戒并重的有效约束机制。随着各地纷纷开展不同形式的支付方式改革试点,各部委相继下发了针对医疗保险支付方式改革的指导文件。2011 年,人力资源和社会保障部颁布了《关于进一步推进医疗保险付费方式改革的意见》(人社部发〔2011〕63 号),强调要根据基金收支预算实行总额控制,探索总额预付;在此基础上,门诊统筹探索按人头付费,大病保障探索按病种付费。2012年,原卫生部、国家发展改革委、财政部联合下发了《关于推进新型农村合作医疗支付方式改革工作的指导意见》(卫农卫发〔2012〕28 号),明确指出推行按病种付费、按床日付费、按人头付费、总额预付等支付方式,将新农合的支付方式由单纯的按项目付费向混合支付方式转变,其核心是由后付制转向预付制,充分发挥基本医疗保险的基础性作用,实现医疗机构补偿机制和激励机制的转换。

2017 年,原国家卫生计生委下发了《关于全面推开公立医院综合改革工作的通知》(国卫体改发〔2017〕22 号),要求开展城市公立医院综合改革试点的医院实行按病种收付费的病种不少于 100 个,对开展按病种收付费提出了硬性指标要求。同年,为了推广医疗保险支付方式改革,国务院办公厅下发了《关于进一步深化基本医疗保险支付方式改革的指导意见》(国办发〔2017〕55 号),明确要求建立并不断完善符合我国国情和医疗服务特点的医保支付体系,全面推行以按病种付费为主的多元复合式医保支付方式。各地要选择一定数量的病种实施按病种付费,国家选择部分地区开展按疾病诊断相关分组(DRGs)付费试点,鼓励各地完善按人头、按床日等多种付费方式。到 2020 年,实现医保支付方式改革覆盖所有医疗机构及医疗服务,按项目付费占比明显下降的目标。

2018 年 5 月底,国家医疗保障局成立,整合了基本医疗保险的管理职能,城镇居民基本医疗保险和新农合也整合为城乡居民基本医疗保险。国家医疗保障局着力深化医保支付方式改革,联合财政部、国家卫生健康委、国家中医药局下发了《关于印发按疾病诊断相关分组付费国家试点城市名单的通知》(医保发〔2019〕34 号),确定了 30 个城市作为 DRG 付费国家试点城市,探索建立我国医保 DRG 支付体系。由此可见建立医保 DRG 支付体系将成为我国医保支付方式改革的主要方向。

(二) 我国医疗保险支付方式改革进展

我国基本医疗保险支付方式改革同样经历了从后付制到预付制、从单纯控制医疗费用到兼顾医疗服务质量、从单一支付到组合支付的发展趋势。由于中国国情不同,各地在实践中因地制宜地改良或创新了支付方式改革的模式,城镇基本医疗保险(包含城镇职工基本医疗保险、城镇居民基本医疗保险)和新农合的支付方式改革的发展也各具特点。

1. 城镇基本医疗保险支付方式改革演进 江苏省镇江市作为我国城镇职工基本医疗保险制度改革的"两江试点"城市,从 1995 年开始探索按服务单元付费的支付方式,实行门诊按人次付费、住院按床日付费,当年医疗费用增幅明显下降。但次年各定点医院普遍采取分解处方、重复挂号、分解住院等办法来增加收入,医保统筹基金大幅度超支。1997 年改实行"总额控制、定额结算",即将当年医保可筹集资金扣除风险基金和综合基金后的额度,按比例分配给医疗机构,超过总量额度,医保不予支付。2001 年又调整为"总额预算、弹性结算、部分疾病按病种付费相结合"的综合付费方法。总额预算对控制费用有刚性作用,有效地保证医保基金的收支平衡,在许多地区城镇职工基本医疗保险中得以推广,并延续至今。

在总额预算的基础上,2004 年,江苏省淮安市开展了按病种分值付费的探索。根据不同病种分组诊治所需的不同医疗费用的比例关系,给涵盖全市 90% 以上病例的 892 个病种(按 ICD-10)赋予相应的分值,定点医疗机构以出院病人累计的分值与医保经办机构按照医保统筹基金支出预算结算医疗费用(即按量计费)。由于总额固定,同一病种医疗费用低的医院得到的费用补偿相对多,因此医院之间形成此消彼长、相互约束的关系,引导医院合理利用卫生资源,主动控制医疗费用。总额预算下的按病种分值付费还在广东、宁夏银川等地开展。

2011 年,北京市在 6 家三甲医院开展按疾病诊断相关组(BJ-DRGs)付费试点。北京 DRGs-PPS 改革规范了医疗机构的诊疗行为,有效控制不合理医疗费用的增长,提升了医院的内部管理效率,推进了医院信息化建设。随后上海、浙江金华、福建三明、深圳、新疆克拉玛依等地也开展了 DRGs-PPS 试点。

2018 年,浙江省在 4 家医院开展肝移植术基本医疗保险按绩效支付试点,重点关注医疗服务效果。医保经办机构与医院进行结算时,根据患者术后存活年限作为衡量医疗质量的指标,存活年限越长,表示医疗质量越好,医保分次按比例支付医院应支付费用。患者出院后存活满 3 年,医院可获得 100%应支付费用;患者出院后存活满 5 年以上,医保则另给医院奖励。

2. 新型农村合作医疗支付方式改革演进　镇安县是陕西省首批新农合试点县,2003 年底开始进行新农合支付方式改革,最初选择了 16 种诊断治疗路径明确的疾病,实行住院"单病种定额收付费"改革,参合农民住院医疗费用的增幅得到有效控制。2011 年,陕西省将病种扩展到 76 种,并在全省推广。到 2015 年,全国过半数的新农合县都开展了单病种付费。但是由于单病种的筛选较为严格,患者覆盖率较低,尤其是在县级及以上的综合医院难以全覆盖。

为了拓展单病种付费的覆盖面,2011 年,河南省息县新农合开展了按病种分组付费改革,按病情的严重程度分成 A、B、C 三组,A、B 两组按定额付费。改革后,乡镇卫生院住院患者的覆盖率达到 98.50%,县级达到 76.1%。医药费用不合理增长得到有效遏制,县、乡两级住院次均费用增幅明显降低。2015 年,辽宁省盘山县新农合开展了按病种分组、费用分段付费的试点,医疗费用增幅也明显降低,基本实现住院患者的全覆盖,并在辽宁省内逐步推广。

云南省禄丰县 2007 年开始探索"住院按床日付费",将住院病人分为急危重症病人、非急危重症病人、择期手术病人和儿科病人四类。2009 年,禄丰县人民医院患者次均住院费用明显低于全国同级医院平均水平。2010 年,甘肃省会宁县参照云南禄丰的做法,创新性地实施了 42 个病组的按床日付费。随着 DRGs 支付方式改革的引入,云南省禄丰县、甘肃省会宁县先后于 2013 年、2017 年改实施 DRGs-PPS。至 2018 年,新农合 DRGs-PPS 改革推广至云南、海南、陕西、贵州、甘肃等 12 个省的多家医疗机构。

随着医改的深入,2015 年,安徽省阜南县借鉴美国凯撒医疗集团的经验,积极探索县域医共体内城乡居民医保基金按人头总额预付制,建立风险共担、利益共享的新机制。医保管理部门依据医共体内覆盖服务人口数量,将门诊、住院、转诊等相关服务统一预先打包支付给医共体内牵头机构,遵循"超支不补、结余留用"的结算原则,并通过绩效考核方式决定内部机构利益分配及下一结算期资金拨付。这种支付制度既具有总额预付下良好的控费作用,又可促进医防有效融合,还可促使医共体内患者流向趋于合理,避免了推诿危重患者的问题。

综上所述,我国医保支付方式改革呈现多种形式的探索,门诊支付方式有总额预付、按人头付费、按服务人次付费等；住院支付方式按难易程度排序有总额付费、按人头付费、按服务人次付费、单病种付费、按病种分组付费、按床日付费、按病种分值付费、按疾病诊断组付费和按绩效付费等。我国医保支付方式改革经历了先易后难，由多种支付方式逐步发展到以 DRGs-PPS 为主，从粗放式管理到精细化管理的过程，并且与医疗卫生体制改革紧密结合。

三、国内肺结核医保支付方式改革现状

国内外医疗保险对肺结核的支付方式多融合在整体医保支付方式改革中，少有单独针对肺结核的支付方式改革。中盖结核病项目二期项目地区曾开展肺结核单病种付费的改革试点。

（一）肺结核单病种定额付费

湖北省当阳市是中盖结核病项目二期项目地区，于 2013 年 10 月开始实行肺结核单病种定额收付费的改革。当阳市制定了"肺结核病诊疗服务包"，确定普通肺结核患者的医疗费用门诊定额标准为 3 900 元 / 年，住院医疗费用定额标准为 5 000 元 / 次，无起付线，菌阳和菌阴肺结核患者的报销比例分别为 90%、80%，由医院公卫科审核确定有并发症的患者住院定额标准可提高至 8 000 元 / 次。耐多药肺结核患者按照门诊医疗费用定额 1 200 元 /（月·例），报销比例为 80%；住院医疗总费用定额 15 000 元，报销比例为 90%。医疗保险局对医院按定额报销，病人按定额自付。同时，建立配套管理措施，要求定点医院严格按照诊疗服务包执行，服务包外的医疗费用不能超过定额标准的 10%；对服务不足部分、对超过规定标准和不合理检查和用药均扣罚，严格控制住院率不高于 40%。肺结核支付方式改革后，肺结核患者自付医疗费用明显减低，普通肺结核患者自付费用由 2012 年的 3 200 元左右，降至 2016 年的 780 元左右；肺结核患者的住院率由 2012 年 76% 降至 2016 年 36%；由于住院患者的减少，医疗总费用随之减少，医保基金报销支出也减少，肺结核患者报销支出仅占基金总支出的 3‰。

但是其他一些项目地区由于肺结核患者并发症、合并症较多，难以严格执行单病种定额付费，导致患者覆盖率低；且肺结核诊疗服务包外费用较多，控费效果欠佳；由于住院报销比例较高，住院服务利用率明显增加，平均住院率高达 60% 左右。由此可见，肺结核因并发症和合并症较多的特点，并不适合单病种付费的支付方式改革。

（二）肺结核按病种分值付费

宁夏回族自治区银川市推进医疗保险支付方式改革，在总额预算管理下，

实行按病种分值付费为主的住院费用结算办法。在宁夏第四人民医院执行的肺结核共分为 29 个疾病分型,各疾病分型赋予的具体分值见表 4-2。

表 4-2 宁夏银川肺结核分型及医疗保险支付分值

病种编码	病种名称	职工医疗保险		居民医疗保险	
		手术分值	非手术分值	手术分值	非手术分值
A15.000	肺结核,经显微镜下痰检查证实,伴有或不伴有痰培养		7 992.9		10 184.53
A15.007	空洞型肺结核,痰镜检(+)		7 992.9		10 184.53
A15.008	浸润型肺结核,痰镜检(+)		7 992.9		10 184.53
A15.100	肺结核,痰培养(+)		6 868.57		9 729.6
A15.208	浸润型肺结核,病理(+)		7 992.9		10 184.53
A15.300	肺结核,经证实的		7 992.9		10 184.53
A15.304	结核性肺炎经证实(+)		7 992.9		10 184.53
A15.307	空洞型肺结核经证实(+)		7 992.9		10 184.53
A15.508	支气管结合,细菌学(+)				12 172.9
A16.000	肺结核,细菌学和组织学检查(−)		4 028.75		6 527.52
A16.007	空洞型肺结核,痰镜检(−)		5 067.2		7 819.09
A16.008	浸润型肺结核,痰镜检(−)		5 067.2		7 819.09
A16.009	增殖型肺结核,痰镜检(−)				6 480.09
A16.018	浸润型肺结核,痰培养(−)		5 067.2		7 819.09
A16.019	增殖型肺结核,痰培养(−)				6 480.09
A16.020	肺结核,病理(−)		4 028.75		6 527.52
A16.028	浸润型肺结核,病理(−)		5 067.2		7 819.09
A16.036	空洞型肺结核,细胞学(组织学)(−)		5 067.2		7 819.09
A16.037	浸润型肺结核,细胞学(组织学)(−)		5 067.2		7 819.09
A16.109	增殖型肺结核,未做细菌学和组织学检查				6 480.09
A16.200x002	肺结核	9 365.82	3 524.29	18 639	4 618.1
A16.202	结核性肺炎				4 926.22

病种编码	病种名称	职工医疗保险		居民医疗保险	
		手术分值	非手术分值	手术分值	非手术分值
A16.207	空洞型肺结核				4 927.22
A16.208	浸润型肺结核				4 928.22
A16.209	增殖型肺结核				6 480.09
A16.404	支气管结核	4 537.29	6 683.6		9 912.08
A16.500x004	结核性胸膜炎	3 349.19	3 428.21	4 962.92	4 132.48
A16.502	结核性胸腔积液		3 428.21	6 186.21	4 132.48
A16.503	结核性渗出性胸膜炎		3 428.21		4 132.48

资料来源:《银川市医疗保险按病种分值结算定点医疗机构住院费用管理办法(试行)》

银川市实行病种分值法付费后,医院普遍反映运营出现亏损。肺结核按病种分值付费是按照临床诊断 ICD-10 编码分组,分组较细,由于 ICD-10 编码中没有耐药肺结核,故耐药肺结核医疗费用虽与普通肺结核差别较大,但病种分值无明显差别,难以体现医疗成本的差异,因此,宁夏第四人民医院对于耐药肺结核患者的治疗多为亏损,影响了医疗机构的积极性。

（三）按疾病诊断相关组付费中肺结核分组

按疾病诊断相关组付费可覆盖绝大多数住院病种,其中涵盖了肺结核,如:在新农合 DRGs 分组中,肺结核主要分为内科治疗肺结核和需手术治疗结核两组,还有一些其他系统结核分组。由于新农合 DRGs 的基础数据主要来源于县级综合性医院,其救治的患者中肺结核患者相对比较少,耐药肺结核患者则更少。

综上所述,可见肺结核分组对肺结核支付方式改革至关重要。肺结核分组的科学与否,直接决定了支付标准确定的科学性和准确性;而且,不同级别的医疗机构,肺结核分组也不完全相同。同时,也提示了肺结核支付方式改革只是医保支付方式改革的一部分,必然要融入当地整体医保支付方式改革中。

(程　斌　王禄生)

参 考 文 献

[1] 李勇杰.社会医疗保险制度创新的框架研究——基于委托代理理论视角[J].广西社会科学.2009,4:48-51.

［2］侯光明,李存金. 管理博弈论[M]. 北京:北京理工大学出版社,2005.

［3］钱智海. 利用博弈分析方法探索制定医疗费用结算办法[J]. 中国劳动,2016,11:26-28.

［4］Robert A. Berenson, Divvy K. Upadhyay, et al. Payment Methods: How They Work [EB/OL]. [2016-6-10]. https://www.urban.org/sites/default/files/publication/80301/2000776-Payment-Methods-How-They-Work.pdf

［5］王禄生,杨青. 新型农村合作医疗支付方式改革操作指南[M]. 北京:人民卫生出版社,2015.

［6］葛晓丹. 医保按病种分值付费对医院管理的影响及对策[J]. 管理观察,2018,6(18):187-188.

［7］刘永军,刘娜,等. 英国全科医生薪酬激励政策及其借鉴意义[J]. 中国全科医学,2018,21(25):3033-3037.

［8］周宇. 加拿大医疗保险支付制度的特点和改革实践[J]. 中国卫生资源,2005,8(4):185-187.

［9］CMS. Design and development of the Diagnosis Related Group (DRG)[EB/OL].[2019-5-7]. https://www.cms.gov/ICD10Manual/version34-fullcode-cms/fullcode_cms/Design_and_development_of_the _Diagnosis_Related_Group_ (DRGs)_PBL-038.pdf

［10］杨巧,陈登菊,等. 美、英医保按绩效支付方式对我国的启示[J]. 中国卫生质量管理,2018,25(2):128-133.

［11］李绍华,柴云. 医疗保险支付方式[M]. 北京:科学出版社,2016.

［12］陈树国. 病种分值结算与预算执行和激励约束兼容探索——基于江苏省淮安市的实践[J]. 中国医疗保险,2014.4:37-39.

［13］邓小虹. 北京DRGs系统的研究与应用[M]. 北京:北京大学医学出版社,2015.

［14］陈瑶,刘华林,等. 陕西镇安县实施单病种定额付费的住院费用控制效果研究[J]. 中国卫生政策研究,2009,2(9):18-24.

［15］施利群,陈迎春,等. 安徽省县域医疗服务共同体新农合按人头总额预付制度初探[J]. 中华医院管理杂志,2017,33(07):489-492.

第五章
肺结核医保支付方式改革

我国现处于从独立的结核病防治体系向疾病预防控制机构负责规划协调、定点医疗机构负责诊治、基层医疗卫生机构负责患者管理的"三位一体"防治服务体系转型的阶段,各地对肺结核患者的医疗服务提供模式有所不同。中盖结核病项目三期积极探索适宜肺结核医疗服务提供模式的支付方式改革,规范医疗服务行为,控制不合理的医药费用。本章详细阐述中盖结核病项目三期肺结核医保支付方式改革试点的设计理念、测算方法、模式设计和实施监管等核心内容。

第一节　肺结核支付方式改革设计

一、肺结核支付方式改革基本原则

(一) 政府主导,部门协作

肺结核医保支付方式改革不仅是医保部门的重要职责,还涉及临床路径、支付定价、医疗保险支付等一系列关键环节,需要卫生、人社、财政、物价等多个相关部门的支持,相互协商共同调整相关政策;肺结核医保支付方式改革还需要定点医院、医保经办机构和疾病预防控制中心等相关机构的配合落实。因此,肺结核医保支付方式改革应由政府主导,多部门协作,发挥合力,共同推进。

(二) 因地制宜,科学设计

各地基本医疗保险的筹资水平和补偿政策各不相同,肺结核流行特点和医疗服务提供模式也不尽相同,因此,肺结核医保支付方式改革的设计要因地制宜,充分考虑当地的医保基金支付能力、医保管理服务能力、结合肺结核临床特点和医疗服务模式,精准测算,科学设计肺结核支付方式改革模式;医保部门代表肺结核患者与定点医院协商谈判,合理定价,保证医院获得合理利益,以期实现患者、医院和医保三方共赢的局面。

(三)强化监管,控制费用

肺结核医保支付方式改革关乎肺结核患者和定点医疗机构的利益,以及基本医保基金的安全,因此,要结合临床路径管理,加强对定点医院医疗服务质量的监管,保证患者获得安全、有效的治疗;建立"结余留用、合理超支分担"的激励和风险分担机制,促进医院加强内部管理,主动提高工作效率和降低成本;严格控制不合理的医疗费用,提高医保基金的使用效率。

(四)融入医改,整体推进

医保支付方式改革是深化医药卫生体制改革的重点工作,国务院办公厅《医药卫生体制五项重点改革 2010 年度主要工作安排》(国办函〔2010〕67 号)中就明确提出了推行按人头付费、按病种付费、总额预付等支付方式改革。之后,每年医改重点工作都对支付方式改革提出了新的要求。2017 年,原国家卫生计生委要求城市公立医院综合改革试点医院实行按病种收付费的病种不少于 100 个。国务院办公厅《关于进一步深化基本医疗保险支付方式改革的指导意见》要求全面推行以按病种付费为主的多元复合式医保支付方式。为了贯彻落实文件要求,人力资源和社会保障部《关于发布医疗保险按病种付费病种推荐目录的通知》(人社厅函〔2018〕40 号)已将肺结核(肺叶切除术、初次内科治疗)和结核性胸膜炎列入 100 种按病种付费病种推荐目录。因此,肺结核支付方式改革必须融入医改,顺应医保支付方式改革的大趋势,随整体而推进。

二、肺结核支付方式改革设计理念

(一)基于病种的支付方式改革

借鉴国外经验和国内实践,从现行的支付方式改革模式来看,总额预付、按服务区域人头付费等模式分别是针对医疗机构或服务区域,均不适用于肺结核的医保支付方式。肺结核作为一种疾病只能选择以病种为支付基础的支付方式。肺结核临床分类与特征、诊疗模式、以及医疗费用水平决定了抗结核治疗资源消耗的多样化,单病种付费只适合简单无并发症的单一病种,难以覆盖所有肺结核患者;按床日付费只针对住院病种,不能覆盖肺结核门诊治疗费用;按病种分值付费和 DRGs 都需要对大多数住院疾病同步进行测算,可涵盖肺结核,也不能覆盖门诊治疗费用。

由此可见,针对肺结核单独开展的支付方式改革只适用按病种分组付费的支付方式。其优势在于将肺结核治疗的不良反应和并发症,以及合并症等治疗费用纳入,较单病种付费明显扩大了肺结核患者的覆盖面;而且在已经实施医保支付方式改革的地区,不论是实施总额预付、单病种付费、按病种分值付费或者 DRGs 的地区,该模式均能较好地融入当地的支付方式改革。

（二）基于肺结核临床特点和资源消耗分组

肺结核按病种分组付费的核心设计理念之一即为参照 DRGs 的分组理念,以临床治疗过程相似、消耗资源相近为原则,对肺结核进行科学合理的分组。肺结核临床分型和分期较多,且治疗周期长,抗结核药的副作用或不良反应、以及并发症较多,治疗成本差异较大,以致医疗费用离散度大。但是,肺结核治疗有明确的临床路径和规范疗程,普通肺结核的疗程为 6~9 个月,结核性胸膜炎的疗程为 12 个月,耐药肺结核的疗程为 24~30 个月,因此,可根据其治疗方式相似、治疗周期相同、资源消耗相近分为三大组;进而可根据病情严重程度、有无并发症和合并症进行细化分组。在实践操作中,各级医疗机构可以根据自身的服务能力和肺结核患者人数确定分组的细化程度,以保证各组患者人数适中。分组过细,每组患者人数较少,病例的实际费用与测算的支付标准容易产生较大偏差;分组过粗,医疗费用波动区间大,支付标准测算的难度大;二者均可能给医疗保险基金带来较大的风险。

（三）基于肺结核临床诊疗路径测算支付标准

由于我国尚缺乏较为完善的医疗成本核算体系,现有的支付方式改革对于医疗费用的测算多基于对既往 2~3 年医疗费用数据的平均值,并根据增长率进行适当调整。肺结核临床诊疗路径针对肺结核各分组建立的一套标准化的诊断治疗模式与程序,可以起到规范医疗行为,减少变异,保证医疗质量的作用。因此,根据肺结核临床路径测算的医疗费用更能反映肺结核治疗的合理费用。肺结核按病种分组付费另一核心设计理念就是按照肺结核临床分组诊疗路径测算费用。根据肺结核分组分别制订相应的全疗程临床诊疗路径,涵盖门诊治疗、住院治疗、以及不良反应、并发症和合并症的治疗。在此基础上,测算各阶段治疗的费用;再根据分组和支付单元,确定各支付单元的支付标准,从而实现肺结核支付方式改革对患者治疗费用的全覆盖。

(四) 基于全疗程管理提高肺结核患者治疗的依从性

肺结核为慢性传染性疾病,病程较长,且以门诊治疗为主。规范的全程治疗不仅可以提高肺结核患者的治愈率,还可减少产生耐药肺结核的几率,避免进一步扩散传播。肺结核支付方式改革以肺结核治疗疗程为支付单元,结合临床路径管理,促使定点医疗机构加强对肺结核患者的全疗程管理;同时,提高肺结核患者在门诊治疗的待遇水平,引导患者合理就医并依从规范的治疗。

(五) 基于激励约束机制促使供方主动控制费用

肺结核按病种分组付费实行"定额支付、超支不补、结余留用"的政策,即医保机构对定点医疗机构按照支付标准定额支付,超支由医疗机构承担,结余留给医疗机构自行分配,若由于政策性因素导致的合理超支可由医保基金和医疗机构共同分担。在费用测算的基础上,由医保机构和医疗机构谈判确定支付标准定价,适当保证医院的利益,才能调动医院的积极性,支持和配合支付改革;同时,建立临床诊疗路径管理、监管考核等配套措施,加强对医疗机构的监管,保证医疗质量。通过建立激励约束机制,引导医疗机构即便从自身利益最大化出发,仍然选择与医保、患者目标一致的服务行为,主动加强管理,规范服务行为,提高服务效率,控制医疗成本。医疗机构成为医疗费用控制的主体,才能有效地控制不合理的医疗费用,提高医保基金的使用效率,从而实现医、患、保三方利益的相对平衡。

第二节　肺结核支付方式改革关键技术

一、肺结核分组

(一) 疾病诊断分类

肺结核临床特点较为复杂,在临床诊断上主要分为四型:原发型肺结核(Ⅰ型)、血行播散型肺结核(Ⅱ型)、继发型肺结核(Ⅲ型)、结核性胸膜炎(Ⅳ型)。根据国际疾病分类(ICD-10)可划分肺结核不同分型,但无法划分出医疗费用高昂的耐药肺结核。若以肺结核分型分组,则每组内患者的医疗费用可能差异较大,难以确定合理的支付标准。

(二) 临床治疗过程相似和资源消耗相近分组

根据肺结核临床诊疗路径,肺结核患者都需要在门诊进行较长疗程的抗

结核治疗,从临床治疗过程相似性来看,肺结核可分为以下三组:

1. 普通肺结核 指未进行耐药筛查或药敏结果为利福平敏感的肺结核患者,可进一步细分为初治肺结核和复治肺结核两组,疗程分别为 6、9 个月,都以门诊治疗为主,出现严重不良反应或并发症才需要住院治疗。

2. 结核性胸膜炎 指确诊或临床诊断的结核性胸膜炎患者,以门诊治疗为主,疗程为 12 个月,出现胸腔积液、严重不良反应或并发症需要住院治疗。

3. 耐药肺结核 根据肺结核患者的耐药范围,可分为:单耐药肺结核(单耐异烟肼、单耐利福平)、耐多药肺结核(对利福平和异烟肼均耐药,MDR-TB)、广泛耐药性肺结核(对利福平、异烟肼、氧氟沙星和卡那霉素均耐药,XDR-TB)。耐药肺结核多依赖较为昂贵的敏感药,其间还需要住院强化治疗两个月,治疗成本远高于普通肺结核。其中,单耐异烟肼肺结核疗程为 9 个月,治疗费用相对略低;单耐利福平和耐多药肺结核疗程均为 20~24 个月,治疗费用相当,可合并为一组;广泛耐药性肺结核疗程长达 30 个月,病例数极少,医疗费用昂贵且变异度大。

综上所述,在肺结核疾病诊断分类的基础上,根据临床治疗过程相似和资源消耗相近的原则,肺结核可分为普通肺结核、结核性胸膜炎和耐药肺结核三大组。在普通肺结核中,初治肺结核和复治肺结核可根据患者人数的实际情况决定是否进一步细分,若两组人数相当且足够多可分开;若一组或两组人数均较少,则可按比例合并。耐药肺结核也可以根据人数以及医疗费用差异决定是否进一步细分为:单耐异烟肼肺结核组、单耐利福平肺结核和 MDR-TB 组、XDR-TB 组。肺结核在治疗过程上,可分为门诊治疗和住院治疗两个阶段(见图 5-1)。

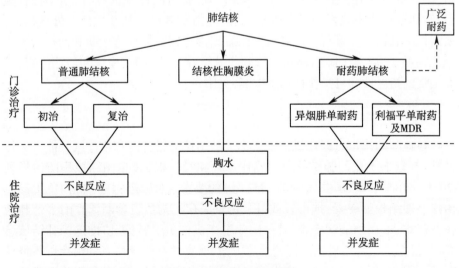

图 5-1 肺结核分组示意图

二、肺结核临床诊疗路径

(一)肺结核临床诊疗路径制订的依据

肺结核临床诊疗路径是以循证医学为基础,针对肺结核各个分组分别制订一套包括门诊治疗和住院治疗的标准化的诊疗模式和程序。根据《中华人民共和国卫生行业标准肺结核诊断标准(WS 288—2008)》《中国结核病防治规划实施工作指南(2008年版)》《临床诊疗指南·结核病分册》《耐药结核病化学治疗指南》,以及世界卫生组织关于耐药结核病管理指南等文献,结合原卫生部颁布的《肺结核门诊诊疗规范》《初治菌阳肺结核临床路径》《复治肺结核临床路径》和《耐多药肺结核临床路径》的相关要求,制订肺结核各分组临床诊疗路径。

(二)肺结核临床诊疗路径的主要内容

由国家级结核病临床专家制定肺结核各个分组从门诊到住院的全疗程临床诊疗路径,包括:普通初治肺结核诊断和治疗路径、普通复治肺结核诊断和治疗路径、结核性胸膜炎诊断和治疗路径、异烟肼单耐药肺结核诊断和治疗路径、利福平单耐药及MDR肺结核诊断和治疗路径、广泛耐药肺结核诊断和治疗路径。

肺结核分组临床诊疗路径严格遵循国家规范诊断治疗的基本要求,主要内容包括:第一部分基本概念明确界定了该组肺结核的范围和诊断标准;第二部分为常规的诊断和治疗标准流程,诊断流程包括病原学、影像学、免疫学诊断及其相关的鉴别诊断,治疗流程包括抗结核和辅助治疗方案和治疗监测项目;第三部分为住院诊断和治疗,明确住院的指征、标准住院日、基本检查项目;第四部分为不良反应及并发症处理,包括不良反应和并发症的处理指征、所需检查和治疗方案等。肺结核分组临床诊疗路径标准化诊断和治疗管理流程清晰明了,涵盖了肺结核从门诊到住院全疗程的诊断、检查和治疗内容,具有很强的指导性和可操作性(具体内容见附录)。

(三)本土化临床诊疗路径

各地肺结核定点医疗机构根据本地肺结核流行特点和诊疗服务能力进行调整,制订本土化的肺结核分组临床诊疗路径。根据《全国结核病防治规划(2011—2015年)》(国办发〔2011〕53号)的要求,县级定点医疗机构负责诊断治疗一般结核病患者,地市级或以上定点医疗机构负责诊断治疗耐多药肺结核及疑难、重症结核病患者,基层医疗卫生机构负责转诊、协助追踪肺结核患者,并根据定点医疗机构制订的治疗方案,对本地肺结核患者的治疗进行督导管理。因此,不同级别的医疗机构可以根据自身的服务能力和收治患者的情况,选择可以开展的肺结核分组,并制定本土化的临床诊疗路径;对于不良反应和并发症的处理,也要从医疗机构自身服务能力出发,选择能够治疗的病症,同时,根据服务人群的肺结核临床特点,调整不良反应和并发症的发生概率。

三、肺结核医疗费用测算

由于肺结核患者在治疗中会出现不良反应、并发症等,单纯测算抗结核治疗的费用,往往不能反映患者真实的疾病负担。因此,肺结核医疗费用的测算不仅包含抗结核治疗费用,也包含按常见的不良反应、并发症和合并症的治疗费用,医疗费用具体测算方法如下。

(一) 测算常规诊疗费用

常规诊疗费用指常规抗结核治疗、检查和监测费用。各定点医疗机构根据肺结核各分组临床诊疗路径确定的服务项目和项目数量,并根据定点医疗机构以往诊疗数据和经验确定项目发生的概率,结合当地的医疗服务项目价格,计算每项医疗服务的费用(即:项目数量 × 项目概率 × 项目单价),分别合计门诊和住院常规诊疗费用,肺结核诊疗费用测算模板参见表5-1。

表5-1 肺结核诊疗费用测算参考模板

临床诊疗路径		服务项目	项目数量	项目概率	单价(元)	费用小计(元)
门诊	用药方案	…				
	细菌学检查	…				
	免疫学检查	…				
	影像学检查	…				
	常规检查	…				
	材料费	…				
	诊疗服务	…				
	辅助治疗	…				
	小计					
住院	基本检查	…				
	辅助检查	…				
	诊疗服务	…				
	并发症治疗	…				
	不良反应治疗	…				
	小计					

（二）测算常见不良反应、并发症和合并症的医疗费用

在抗结核治疗过程中，患者可能出现胃肠道不良反应、肝肾毒性、关节痛或肌肉痛、过敏反应、白细胞减低、中枢神经病变、视神经炎、外周神经病变、耳毒性和前庭功能障碍、电解质紊乱等不良反应，以及肺部感染、咯血、气胸、心力衰竭、呼吸衰竭等并发症，有的甚至需要手术治疗；加之，老年肺结核患者常合并糖尿病、慢性支气管炎等合并症，增加了肺结核治疗的复杂性。因此，肺结核患者的医疗费用因病情不同相差甚大。

根据常见不良反应、并发症和合并症（如：糖尿病）的治疗方案分别测算各种不良反应、并发症和合并症的医疗费用，测算方法与常规诊疗费用相同；再按照发生概率折算不良反应、并发症和合并症服务包的医疗费用。中国疾病预防控制中心已组织专家对肺结核的常见不良反应、并发症及其发生概率进行讨论，根据各位专家的临床经验，通过讨论总结出以下肺结核常见不良反应和并发症，以及发生概率可供参考（见表5-2）。

表 5-2　肺结核常见不良反应和并发症发生概率的经验参考值

不良反应	发生概率（%）		并发症	发生概率（%）	
	普通肺结核	耐药肺结核		普通肺结核	耐药肺结核
单纯胃肠反应	40	80	咯血	2	10
肝脏毒性反应（不包括肝衰竭）	15	30	气胸	1	5
肾脏毒性反应	2	5	肺部感染	30	60
耳毒性和前庭功能障碍	2	5	心力衰竭	2	5
电解质紊乱	0	7	呼吸衰竭	2	5
关节痛或肌肉痛	25	30	手术治疗	2	2
血液系统损害（白细胞减低）	10	10			
过敏反应	15	15			
外周神经炎	5	5			
视神经炎	2	2			
中枢神经病变	10	10			

在此基础上，各地在实践中，根据各自定点医疗机构的服务能力和本地肺结核患者的实际情况，选择和确定有能力处理的不良反应、并发症或者合并症，并调整相应的发生概率。常见不良反应、并发症和合并症的医疗费用的计

算公式如下：

1. $\dfrac{\text{不良反应的}}{\text{医疗费用}} = \sum \left(\dfrac{\text{每一不良反应的}}{\text{治疗费用}} \times \dfrac{\text{相应不良反应的}}{\text{发生概率}} \right)$ （公式 5-1）

2. $\dfrac{\text{并发症的}}{\text{医疗费用}} = \sum \left(\dfrac{\text{每一并发症的}}{\text{治疗费用}} \times \dfrac{\text{相应并发症的}}{\text{发生概率}} \right)$ （公式 5-2）

3. $\dfrac{\text{合并症的}}{\text{医疗费用}} = \sum \left(\dfrac{\text{每一合并症的}}{\text{治疗费用}} \times \dfrac{\text{相应合并症的}}{\text{发生概率}} \right)$ （公式 5-3）

（三）计算门诊和住院费用

针对不同的支付单元设计，测算肺结核不同疗程的医疗费用，可包括：门诊全疗程的医疗费用、住院每次医疗费用，或者门诊和住院全疗程医疗费用。在实践操作中，合并症的医疗费用可打包计入住院每次医疗费用中；亦可将合并症的医疗费用单独打包，根据肺结核患者有无合并症酌情增减。

1. $\dfrac{\text{门诊全疗程}}{\text{医疗费用}} = \dfrac{\text{门诊常规}}{\text{诊疗费用}} + \dfrac{\text{门诊常见不良反应的}}{\text{医疗费用}}$ （公式 5-4）

2. $\dfrac{\text{住院每次}}{\text{医疗费用}} = \dfrac{\text{住院常规}}{\text{诊疗费用}} + \dfrac{\text{常见不良}}{\text{反应的}}\text{医疗费用} + \dfrac{\text{常见并发}}{\text{症的医疗}}\text{费用} + \dfrac{\text{常见合并}}{\text{症的医疗}}\text{费用}$ （公式 5-5）

3. $\dfrac{\text{门诊和住院}}{\text{全疗程医疗费用}} = \dfrac{\text{门诊全疗程}}{\text{医疗费用}} + \dfrac{\text{住院每次}}{\text{医疗费用}} \times \dfrac{\text{肺结核患者}}{\text{的住院率}}$ （公式 5-6）

四、肺结核支付模式设计

（一）支付单元的设计

大多数肺结核患者可在门诊治疗，从国际平均水平来看，约有 30% 的患者因为严重的不良反应和并发症需要住院治疗。因此，在肺结核分组的基础上，可以根据各地肺结核医疗服务提供模式，设计支付单元。

在门诊和住院服务由不同机构提供的地区，可考虑将每个肺结核分组的门诊和住院治疗疗程分别设计为一个支付单元。肺结核患者门诊疗程至少在 6 个月以上，疗程中每个月都需要复诊，因此，门诊全疗程可设置为一个支付单元，这可促进医院加强对患者的管理，提高患者门诊全程治疗的依从性和规范性，也减少了医院和医疗保险机构的结算的频次，每年按照每个完成疗程的肺结核患者人头结算，提高了工作效率。住院则按照住院次数实行按病种分组定额付费。

在结核病服务体系一体化管理的地区,门诊和住院治疗均由同一个医疗机构提供,则可以考虑按肺结核分组为一个支付单元,实行门诊和住院诊疗全疗程费用打包支付。这种模式可促进医院提高医疗服务质量,加强患者全疗程管理,减少不良反应和并发症的发生,减少患者门诊转住院治疗,从而降低住院率。

因此,肺结核按病种分组付费的支付单元可以每个肺结核分组为支付单元,即门诊和住院全疗程为一支付单元;也可以每个肺结核分组的每个疗程为支付单元,即门诊和住院分开各为一支付单元。

(二)支付标准的确定

1. 支付标准测算　肺结核各个分组临床诊疗路径费用测算中使用的服务项目应严格遵从于临床诊疗路径文本,药品按当地招标或市场价格,各项医疗服务和检查项目收费标准应严格按照当地印发的《医疗服务价格收费标准》,参照医院相应级别收费标准,测算各分组的门诊全疗程费用和每次住院费用。

2. 医疗费用复核　将根据肺结核临床分组路径测算的医疗费用与近2~3年肺结核患者的门诊和住院的实际医疗费用进行复核,两项数据相差过大,则需进一步分析原因,确定最为合理的费用标准。

3. 协商谈判定价　医疗保险管理经办机构与定点医院协商谈判,包括肺结核病种分组、临床诊疗路径服务项目和价格、医疗费用测算等内容,最终确定肺结核各支付单元的支付标准。支付标准的确定应兼顾肺结核患者受益、定点医疗机构的利益和医疗保险基金安全三方利益的平衡。

(三)支付模式的选择

肺结核支付方式改革主要采取按病种分组付费模式。在实践中,各地应结合本地肺结核患者在门诊和住院诊治服务模式,以及基本医疗保险现行政策,因地制宜地选择各种肺结核适宜的支付方式进行组合。

1. 门诊全疗程定额付费　根据各组肺结核患者门诊全疗程治疗的费用确定支付标准,医疗保险机构按照完成门诊全程治疗的患者人数定额支付门诊全疗程费用。该方式可适用于全程在门诊治疗、无严重不良反应或并发症的普通肺结核、结核性胸膜炎患者的门诊医疗费用,以及耐药肺结核患者的门诊医疗费用。由于肺结核患者多数在门诊治疗,该方式适用面较广,鼓励定点医疗机构加强对肺结核患者的门诊全疗程规范管理,有利于提高患者的治疗依从性;同时,减少了医疗保险机构与医院结算的频次,减轻了双方的工作量。

2. 住院按病种定额付费　根据各组肺结核患者住院治疗费用确定支付

标准,医疗保险机构按住院治疗的患者人次数定额支付住院费用。该方式适用于有严重不良反应、并发症或者合并症需要住院治疗的普通肺结核、结核性胸膜炎患者的住院医疗费用,以及部分耐药肺结核患者(如:单耐异烟肼肺结核等)的住院医疗费用。该方式较易与医疗保险整体支付方式改革相融合,如:在实行单病种付费的地区,可将肺结核分成 2~3 个病种;在实行 DRGs-PPS 的地区,可将肺结核融合在 DRGs 中的若干分组。但该方式必须注意严格控制住院率,防止分解住院的现象。

3. 门诊全疗程定额付费和住院按病种定额付费的组合模式　这两种支付方式的组合模式基本可以覆盖普通肺结核和结核性胸膜炎门诊和住院治疗的患者,以及耐药肺结核患者的医疗费用。在已实现结核病"三位一体"综合防治服务模式的地区,由于肺结核患者在综合性定点医院治疗,住院床位有限,定点医院有能力控制住院率,可考虑实行门诊全疗程定额付费和住院按病种定额付费这两种支付方式的组合模式,从而实现对肺结核患者门诊和住院费用的全覆盖。

4. 门诊和住院全疗程定额付费　根据各组肺结核患者门诊和住院治疗的全疗程费用打包确定支付标准,医疗保险机构按完成全疗程的肺结核患者治疗人数定额支付门诊和住院全疗程费用。该方式适用于所有普通肺结核、结核性胸膜炎和部分耐药肺结核患者(如:单耐异烟肼肺结核等),有利于鼓励定点医院将大多数肺结核患者留在门诊治疗,减少门诊转住院的现象,降低住院率,从而可降低医疗总费用,同时减少患者的经济负担和医疗保险基金支出。但须加强对医疗服务行为和医疗费用的监管。在结核病防治院所合一的地区,定点医院为肺结核专科医院,存在运行成本压力,住院率较高,可考虑实行门诊和住院全疗程定额付费模式。

5. 按服务项目付费　由于耐多药肺结核和广泛耐药肺结核的病例数较少,且医疗费用差异大,即便按照临床诊疗路径测算出较为合理的支付标准,但是由于病例数较少,其医疗费用往往呈偏态分布,容易产生较大的偏移,所以可仍实行按服务项目付费。对于有非常严重并发症或合并症的肺结核患者,已无法遵循原先的临床诊疗路径治疗,可按照特殊患者出路径处理;或发生的并发症或合并症并不包含在临床诊疗路径中的患者,均可实行按服务项目付费。

总而言之,任何一种支付方式改革都难以实现肺结核患者的全覆盖,因此,在实践中,针对不同级别的定点医疗机构在设计肺结核支付方式改革时,应采取不同的肺结核分组策略和支付方式组合模式。根据《全国结核病防治规划(2011—2015 年)》精神,县级定点医疗机构负责诊断治疗一般结核病患者,地市级或以上定点医疗机构负责诊断治疗耐多药肺结核及疑难、重症结核病患者。因此,县级医疗机构肺结核主要可分为:普通肺结核和结核性胸膜炎两大组,支付模式可采取门诊全疗程定额付费和住院按病种定额付费的组合模式,或者门诊和住院全疗程定额付费。地市级以上医疗机构肺结核主要可分为:普通肺结核、结核性胸膜炎和耐药肺结核三大组,耐药肺结核是否进一步细分取决于耐药肺结核患者人数;支付模式可采取门诊全疗程定额付费、住院按病种定额付费、按服务项目付费的组合模式,或者门诊和住院全疗程定额付费、按服务项目付费的组合模式。

(四) 费用结算办法

肺结核按病种分组定额付费改革以定额支付标准限制医疗费用,加之结合临床路径管理,对肺结核服务项目和医疗费用额度均有明确的限制,因此,报销时可不设起付线,且报销范围可取消目录限制。肺结核医疗费用由医疗保险基金和参保患者按比例分担,但二者的结算方式不尽相同。

1. 定点医疗机构与肺结核患者的结算办法有以下两种方式:

(1) 医疗机构对患者按照定额收费,即参保肺结核患者在医院即时结算时,只需按照定额标准按报销比例支付自付部分的费用(见公式 5-7)。门诊多次报销时,可累计自付费用至自付定额标准。

$$患者自付费用 = 定额支付标准 \times (1- 报销比例) \qquad (公式 5\text{-}7)$$

此法在患者实际医疗费用低于支付标准时,患者多难以理解和接受。因此,为便于支付方式改革的开展,可变通为:当患者的医疗费用高于支付标准时,医院对参保肺结核患者根据定额标准按比例结算;当患者的医疗费用低于支付标准时,医院对参保肺结核患者据实结算(见公式 5-8)。

$$患者自付费用 = 实际医疗费用 \times (1- 报销比例) \qquad (公式 5\text{-}8)$$

(2) 医疗机构对患者实行据实结算,即患者根据实际发生的医疗费用按自付比例自付(同公式 5-8)。

2. 医疗保险管理经办机构与定点医疗机构结算办法

(1) 门诊全疗程医疗费用结算:医疗保险管理经办机构与定点医疗机构可采取资金定期预付,年终结算的方式。年终按照完成门诊全疗程的患者人数进行结算(见公式 5-9),跨年度治疗的患者第一个年度支付标准以下部分据实结算,支付标准剩余部分可结转至下年继续结算。

$$\frac{门诊报销}{金额} = \frac{完成门诊全疗程}{的患者人数} \times \frac{门诊全疗程定额}{支付标准} \times 报销比例 \qquad (公式 5\text{-}9)$$

(2) 住院医疗费用结算:医疗保险管理经办机构与定点医疗机构可采取定期结算的方式(见公式 5-10),对转诊病例则需按照治疗时间进行折算。

$$住院报销金额 = 住院患者人次数 \times 住院定额支付标准 \times 报销比例 \quad （公式 5\text{-}10）$$

（3）门诊和住院全疗程医疗费用结算：医疗保险管理经办机构与定点医疗机构可采取资金定期预付，年终结算的方式。年终按照所有完成全疗程的患者人数进行结算（见公式5-11），跨年度治疗的患者第一个年度支付标准以下部分据实结算，支付标准剩余部分可结转至下年继续结算。

$$门诊和住院全疗程报销金额 = 完成全疗程的患者人数 \times 门诊和住院全疗程定额支付标准 \times 报销比例 \quad （公式 5\text{-}11）$$

此外，对于危重症、转诊等特殊情况患者（可能出现极高或极低费用的情况），则可采取出路径的特殊处理，必须经医保管理经办机构审批后，方可实行按服务项目付费。

第三节　肺结核支付方式改革实施与监管

肺结核支付方式改革的基本框架设计完成后，医疗保险管理机构需要调整相关的报销政策，制定具体的实施方案，完善相关的配套措施，建立监测和评价机制，实施方案在运行过程中还需要不断地调整与完善。

一、肺结核支付方式改革实施方案

肺结核支付方式改革实施方案必须提交相关主管部门审批，并以正式文件形式出台。肺结核支付方式改革实施方案对落实支付方式改革具有重要的指导作用，一般应包括以下主要内容：

（一）目标与原则

简要介绍肺结核支付方式改革的基本情况，明确肺结核支付方式改革的主要目标、以及实施改革应遵循的基本原则。

（二）实施内容

1. **肺结核支付方式改革开展范围**　说明开展肺结核支付方式改革的医疗保险类型（城镇职工基本医疗保险、城乡居民基本医疗保险）和定点医疗机构。

2. **肺结核支付方式改革主要内容**　说明肺结核支付方式改革模式及其相关的报销政策，如：按病种分组定额报销是否取消起付线和报销目录限制，或者调整报销目录范围、报销比例等。

3. **肺结核病种分组**　说明实际确定病种分组的名称和统一编码、以及各个疾病分组的临床诊疗路径在临床实施中的管理要求等。

（三）支付标准

明确说明肺结核各分组或各个支付单元的费用定额测算依据，以及各支付单元的支付标准，其中包括对医疗机构的付费标准和患者的自付标准等，具体分组、支付单元和支付标准可以列表的形式作为附件附在实施方案后面。

（四）费用结算办法

明确规定定点医疗机构与肺结核患者间的结算办法、医疗保险管理经办机构与定点医疗机构结算办法、资金结算时间周期、报销比例、资金申请与拨付程序等。出路径病例由医疗保险管理经办机构审批的相关程序规定，以及转诊病例的支付方法等。

（五）监督考核

详细说明监督考核办法、考核结果应用、奖惩措施等。遵循"超支不补、结余留用"的原则，对于医疗机构通过控制服务成本实现的资金结余，可由医疗机构自行分配。同时，要严控医疗机构发生临床路径外费用。

（六）配套措施

列举为保证肺结核支付方式改革顺利推进，需要开展的相关配套改革，包括对医疗机构的医疗质量管理要求、信息系统改进要求、以及医疗机构内部收入分配制度改革等要求。

（七）实施进度安排

阐明肺结核支付方式改革实施的具体步骤和时间安排，包括试运行和正式运行阶段的时间分配。

（八）附件

包括肺结核按病种疾病分组、支付单元、支付标准、监督考核方案、患者管理、资金管理、退出路径审核等具体实施办法和要求。

二、肺结核支付方式改革相关配套措施

（一）实施临床路径管理

确保医疗服务质量是肺结核支付方式改革的重要前提。为避免因节省

成本而导致的医疗服务质量降低或服务提供不充分等问题,肺结核支付方式改革应结合临床路径管理,加强对医疗服务质量和服务行为的监管,有条件的地区可建立电子化的临床路径管理系统,规范医疗服务行为,确保医疗服务质量。定点医疗机构、疾病预防控制中心和医疗保险机构应共同协商,明确进入和退出肺结核临床路径的标准,建立退出路径审核机制、以及与临床路径管理密切相关的支付结算机制,严格控制出路径率和路径外费用。

(二)调整收费价格系统

收费价格系统调整是肺结核支付方式改革的关键环节。实行肺结核按病种分组付费后,支付单元和支付标准均不同于按项目付费的服务项目和价格,定点医疗机构相应要对医院财务收费系统进行调整。财务部门也应进行记账方式的改革,如果出现资金有盈亏,应恰当进行相应的账务处理。同时,定点医疗机构可以不再向患者出具医疗费用一日清单,如果医保经办机构需要审核,可以通过医疗机构的收费信息系统提供相应的信息资料。

(三)更新定点医院信息系统

定点医疗机构和医疗保险机构的信息化建设是肺结核支付方式改革实施的基础条件。在肺结核支付方式改革实施之前,首先,更新定点医院信息系统,根据肺结核疾病分组调整疾病编码,尤其是针对普通初治和复治肺结核的分组、耐药肺结核分组等,以便识别;并将肺结核门诊和住院临床诊疗路径医院分别装入医院信息系统,根据临床诊疗路径设置选项,以便于开展肺结核临床诊疗路径管理。其次,定点医院信息系统与医疗保险报销信息系统对接,根据肺结核支付改革的政策作相应的调整,如:起付线、报销比例、报销范围和支付标准等,才能在肺结核患者出院按照支付方式改革的政策结算。通过信息系统可建立实时监控、出路径和出院等关键节点的审核机制,来规范诊疗行为,保证服务质量,提高工作效率。

(四)改革定点医院内部分配机制

定点医院要制定科学合理的内部收入分配办法,改革与科室收入挂钩的绩效考核,建立与医疗质量、医疗效率和效果、费用控制、满意度等挂钩的绩效考核机制。按照"超支不补,结余留用"的原则,定点医院可以将成本控制结余的部分以绩效奖励等形式分配给临床科室和医务人员,激励医务人员积极开展和推进肺结核支付方式改革,提供更多高质量、低成本的服务,实现医疗服务效率和质量的同步提升。

（五）建立转诊制度

随着肺结核支付方式改革的推广,在各级定点医疗之间应建立转诊制度,完善不同级别医疗机构的医保差异化支付政策,适当提高县区级肺结核定点医疗机构的医保报销比例,对符合规定的转诊患者可以连续计算起付线,促进患者有序流动,合理利用医疗资源,也便于实现对肺结核患者全程管理和追踪监测。

三、肺结核支付方式改革的监测与评价

为保证肺结核支付方式改革平稳运行,在实施过程中必须加强对医疗服务质量、医疗费用水平、患者受益情况、患者就诊流向、临床诊疗路径管理等方面的信息进行监测和效果评估,及时发现问题,不断调整和完善实施方案,保障支付改革的效果和可持续性。具体的监测评价工作主要分为常规监测和周期性评价。

（一）常规监测

医保管理经办机构和定点医疗机构应对肺结核支付方式改革实施方案的运行效果进行常规监测,主要对以下几个方面进行监测:一是肺结核患者全程治疗管理,包括临床诊疗路径的执行情况、诊断准确性、出路径率、门诊患者复诊频次和周期、住院天数变化、住院率、再住院率等。二是肺结核患者医疗费用和受益情况,包括门诊人均医疗费用、门诊人均就诊次数、住院次均医疗费用、医疗费用构成变化、目录外费用占比、患者自付费用占比等。三是肺结核分组和支付标准的合理性,包括肺结核分组的患者人数、各肺结核分组患者实际平均医疗费用与支付标准的差异、各肺结核分组中费用超支患者的人数占比等相关指标。定点医院要加强信息监测、数据收集、动态分析和比较主要指标变化、定期上报等工作。医疗保险管理经办机构要加强对医疗服务过程的监控,加强与医疗机构的沟通,定期召开各方人员参加的数据分析会等。

由于肺结核是传染病的特殊性,疾病预防控制中心也应全程介入肺结核患者门诊和住院治疗的质量监管、信息收集、追踪监测,定期对定点医疗机构的肺结核患者的全程治疗管理、诊疗准确性和合理性、服务的充分性、医疗费用水平和患者受益情况,以及肺结核患者就诊人数和流向等相关指标进行监测监管。

（二）周期性评价

在常规监测的基础上,肺结核支付方式改革试运行半年及之后每一年都

应对肺结核支付方式改革实施效果进行周期性评价。需要制定评价方案,确定评价指标体系,从医疗服务质量、医疗行为变化、医药费用水平、患者受益情况、患者就医流向、患者满意度、医院收入变化、医疗保险基金支出等不同维度进行综合评价和分析,全面如实反映支付方式改革的进展和效果,及时发现存在的问题,组织相关人员讨论解决问题的办法,听取支付方式改革相关各方人员的意见和建议,不断调整和完善肺结核支付方式改革实施方案。

四、肺结核支付方式改革方案的调整与完善

(一) 肺结核支付方式改革试运行后调整

肺结核支付方式改革实施方案正式出台后,可开始为期 6 个月的试运行。在试运行过程中,密切监测和动态分析肺结核分组和支付标准的合理性、肺结核患者医疗费用和受益情况、以及患者全程治疗管理等方面的相关指标。试运行半年后,从医疗服务质量、医疗行为变化、医药费用水平、患者受益情况、患者就医流向、患者满意度、医院收入变化、医疗保险基金支出等不同维度进行全面评估,针对发现问题,调整和优化肺结核支付方式改革方案。试运行正是对肺结核支付方式改革方案合理性的验证,需要重点检验或调整的内容包括:

1. 肺结核分组的调整　通过在定点医院的试运行,比较肺结核各个分组的实际患者人数。若分组过细,人数极少的组可按比例合并至最接近的分组。若分组过粗,人数过多的组可进一步分组。同样,若支付单元不合适定点医疗机构的实际情况,也可进行调整。

2. 临床诊疗路径的调整　根据定点医院的临床执行情况,比较与临床诊疗路径的差异,对临床科室异议较大的诊疗项目,需要经过专家论证后,才可根据论证结果进行调整。

3. 支付标准的调整　若试运行中各肺结核分组患者实际平均医疗费用与支付标准的差异较大,需要查找原因,如:因支付方式改革后的政策引导,轻症患者都吸引到门诊治疗后,留在住院的患者相对都较重,住院医疗费用有可能有所上升;必要时也应酌情调整。

(二) 正式运行后动态调整

优化后的肺结核支付方式改革方案可以开始正式运行。随着基本医疗保险目录的调整、诊断和治疗技术的进步、物价水平的变化以及患者就医流向的变化,肺结核支付方式改革方案也需要随之进行相应的调整,因此,在正式运行后,肺结核支付方式改革方案仍有需要进行动态调整和完善。

1. 动态调整的原则与方法

(1) 保持稳定运行:肺结核支付方式改革正式运行后应保持相对稳定,不宜频繁调整,尤其是肺结核分组和临床诊疗路径一般不再轻易调整。

(2) 按照年度调整:因医疗保险筹资总量增加、医疗保险政策调整(如:报销比例和报销目录等)、物价大幅上涨等因素影响,支付标准或其他方面需要调整,一般在年度末调整,次年初开始执行。

(3) 特殊情况处理:针对运行过程中出现的重大问题或误差,必要时可年中调整。但应先组织专家进行专项调查分析,根据分析结果决定是否进行实施方案的调整及具体调整的方法。

2. 调整的内容与条件

(1) 肺结核分组的调整:通过试运行后调整,肺结核分组一般不再调整。但若因定点医院服务能力的提高,救治的肺结核患者范围扩大,可酌情调整。

(2) 临床诊疗路径的调整:通过试运行后调整,临床诊疗路径一般也不再调整。但由于医疗新技术和新药物的引进、医疗保险报销目录的调整,或者定点医院服务能力的提升,需要对临床诊疗路径进行调整,可由临床专家根据实际情况进行调整。

(3) 支付标准的调整:影响实际医疗费用的因素较多,诸如:医疗新技术和新药物的应用可导致医疗费用的增长,医疗成本随着物价水平上涨而自然增长,医疗服务价格的变化和临床诊疗路径的调整也会影响医疗费用。因此,在监测到实际医疗费用与支付标准有较大差异时,需要及时分析原因,进行相应的调整。

(程 斌　王禄生)

第六章
肺结核医保支付方式改革实践

中盖结核病项目三期在浙江省、吉林省和宁夏回族自治区三个项目省(自治区)开展肺结核支付方式改革试点,分别选择了浙江省嘉兴市桐乡市、吉林省长春市德惠市、宁夏回族自治区吴忠市作为试点城市。本章介绍三个试点城市在肺结核医疗服务模式和基本医疗保险政策各不相同的背景条件下,分别设计了不同的肺结核支付方式改革模式。

第一节　浙江桐乡模式

一、项目实施背景

(一) 人口社会经济基本情况

浙江省位于中国东南沿海、长江三角洲南翼,面积 10.55 万平方公里。根据浙江省统计局数据,截至 2016 年底,全省辖 11 个地级市,36 个市辖区、19 个县级市、33 个县、1 个自治县(合计 89 个县级行政区划单位),447 个街道、653 个镇、254 个乡、14 个民族乡;地区生产总值(GDP)为 46 485 亿元,居全国第 4 位;人均 GDP 为 83 538 元,居于第 5 位,已到达中上等发达国家水平。浙江省是流动人口大省,2016 年,全省户籍人口 4 910.85 万人,常住人口 5 590 万人,城镇化率为 67%,2018 年末,全省常住人口上升至 5 737 万人。

桐乡市隶属嘉兴市,为县级市,辖 8 个镇、3 个街道,全市总面积 727 平方公里。2016 年末,桐乡市户籍人口 69.28 万人,常住人口 83.44 万人;户籍人口中城镇人口 39.82 万人,乡村人口 29.45 万人。2016 年,全市实现地区生产总值 693.73 亿元,按户籍人口计算人均生产总值 100 412 元;城镇居民人均可支配收入 48 020 元、农村居民人均可支配收入 29 623 元。

（二）肺结核流行情况

根据中国疾病预防控制中心结核病直报系统的统计,2014—2018 年浙江省结核病患者登记人数总体呈逐年下降趋势,由 2014 年的 3.24 万人,降至 2018 年的 2.89 万人,其中肺结核和结核性胸膜炎登记人数见图 6-1。2018 年,随着肺结核患者涂阳检出率明显增加,肺结核涂阴患者相应减少,说明肺结核的诊断水平在提高。

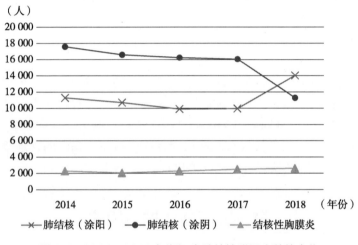

图 6-1　2014—2018 年浙江省肺结核登记人数的变化

桐乡市肺结核登记人数约占浙江省总登记人数的 1% 左右。桐乡市肺结核登记人数变化也呈逐年下降的趋势,由 2014 年的 322 人,降至 2018 年的 300 人。2018 年登记发病率为 35.7/10 万左右。随着肺结核患者涂阳检出率的增加,肺结核涂阴患者相应减少,结核性胸膜炎患者登记人数略有上升(见图 6-2)。

（三）肺结核医疗服务提供模式

浙江省共有 91 家结核病定点医院,其中 13 家为市级耐多药结核病定点医院。桐乡市 2016—2018 年各级各类医疗卫生机构由 271 个增至 324 个。浙江省全部县区已经实现了"三位一体"结核病防治管理体系的转型。

桐乡市从 2004 年开始构建由疾病控制中心负责结核病的规划、管理、疫情监测,定点医院负责结核病患者的诊治,社区卫生服务中心负责结核病患者的转诊、追踪、随访的结核病综合防治管理体系。桐乡市第一人民医院是桐乡

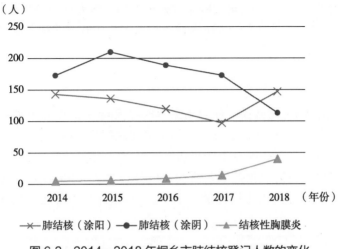

图 6-2　2014—2018 年桐乡市肺结核登记人数的变化

市唯一的结核病定点医院,是国家三级乙等综合性医院,但是,针对在该院就诊的参保患者,基本医疗保险按照二级医院的报销政策执行。桐乡市第一人民医院设有 47 个诊疗科室,30 个专科门诊,19 个住院病区,开放床位 835 张。2016 年,住院肺结核患者收治在传染科,有 28 张床位;2018 年,改为感染科,开放 60 张床位。感染科医生 12 名,其中,肺结核门诊专职临床医生 2 名,实验室专职医生 1 名。

二、项目实施前浙江省桐乡市肺结核相关政策

(一)浙江省级层面肺结核相关政策

1. 基本医疗保险政策　浙江省基本医疗保险主要分为城镇职工基本医疗保险(简称:城镇职工医保)和城乡居民基本医疗保险(简称:城乡居民医保)。城镇职工医保对普通肺结核和耐多药肺结核政策范围内报销比例达到 80% 以上。浙江省人力资源和社会保障厅颁布的《深化医保支付方式改革工作方案》(浙人社发〔2016〕96 号)要求完善医保总额预算管理,同时开展按病种支付方式改革。《关于开展基本医疗保险按病种支付方式改革试点的通知》(浙人社发〔2016〕97 号)提出稳步扩大试点病种范围,成熟一个纳入一个;对于超出医保支付范围,其价格和疗效具有明显优势的药品和诊疗项目,可纳入按病种支付范围;患者在出院时与医疗机构据实结算;病种支付标准与个人支付的差额部分,由医保基金按规定予以补足。

2. 结核病防治专项经费　"十二五"期间,浙江省各级政府投入专项结核病防治资金 2.73 亿元,省级以下政府配套专项经费 1.62 亿元。五年投入基本

公共卫生经费共约 3.51 亿元。浙江省各级人均结防专项经费投入 0.61 元,较"十一五"期间提高 27.1%。浙江省财政每年筹集 470 万元用于耐多药肺结核患者医保报销以外的补助,平均为每例耐多药肺结核患者补助 1.3 万元。

（二）桐乡市级层面肺结核相关政策

1. 基本医疗保险政策　桐乡市基本医疗保险自 2012 年开始基本医保基金的总额预算管理,按病种定额付费不包含在总额预算内。

（1）城乡居民医保:桐乡市城乡居民医保 2016 年筹资标准为 1 100 元/人。二级和三级医院住院政策范围内报销比例分别为 75% 和 65%,二级和以上医疗机构门诊政策范围内报销比例为 10%,基本医保报销的起付线和封顶线见表 6-1。

表 6-1　2016 年桐乡市城乡居民基本医疗保险政策

医疗机构级别	住院			门诊		
	起付线（元）	报销比例（%）	封顶线（万元）	起付线（元）	报销比例（%）	封顶线（元）
一级	300	85	15	0	50	800
二级	500	75	15	0	10	800
三级	800	65	15	0	10	800

城乡居民大病保险 2016 年筹资标准为 50 元/人,起付线为 18 386 元,不设封顶线。医疗费用分段按比例报销:①起付线（不含）~5 万元,报销 55%;②5 万（不含）~10 万元,报销 60%;③10 万（不含）~15 万元,报销 65%;④15 万元（不含）以上,报销 70%。

（2）城镇职工医保:2016 年,桐乡市城镇职工医保住院政策范围内的报销比例在 80% 以上,在二级和以上医疗机构门诊政策范围内报销比例为 50%,基本医保报销的起付线和封顶线见表 6-2。

表 6-2　2016 年桐乡市城镇职工基本医疗保险政策

医疗机构级别	住院			门诊		
	起付线（元）	报销比例（%）	封顶线（万元）	起付线（元）	报销比例（%）	封顶线（元）
一级	300	90	16	500	75	6 000
二级	500	85	16	500	50	6 000
三级	800	80	16	500	50	6 000

城镇职工大病医疗保险覆盖参保人员的住院支付范围内的医疗费用(包括门诊特殊病种费用),累计医疗费用超过最高支付限额以上的部分,由职工大病医疗保险资金报销85%,上不封顶。个人累计自付医疗费用超过1.5万元以上再按比例补偿,其中:①1.5万(不含)~5万元,补偿55%;②5万元(不含)以上,补偿70%。

2. 民政救助政策

(1) 医疗救助对象分为三类:一是城乡低保家庭、农村五保供养对象及城镇"三无"对象、孤儿和麻风病康复村休养员;二是低收入家庭和城镇特困职工;三是当年度符合本市城乡居民医保和职工医保的医疗总费用支出,扣除各类报销、补助后自付费用大于其家庭上年度经济总收入,造成实际生活水平低于本市城乡最低生活保障标准的其他困难家庭中的常住人员。

(2) 住院目录内医疗费用的救助标准:一类对象自付医疗费用在1 000元(含)以内的(特殊病门诊除外)予以全额救助(每人每年度限享受一次),自付医疗费用在1 000元以上的按90%予以救助;二类对象自付医疗费用在1 000元以上的部分,按80%救助;三类对象自付医疗费用在10 000元以上的部分,按70%救助。目录外的医疗费用20 000元以上的部分,可按20%救助。2014—2016年桐乡市肺结核患者暂无人成为民政救助对象获得医疗救助。

三、桐乡市肺结核医疗费用及保障水平现状

2016年11月,专家组对桐乡市开展了基线调查,主要从桐乡市人力资源和社会保障局医保信息系统和桐乡市第一人民医院信息系统分别抽取数据进行分析,了解试点前桐乡市肺结核患者的医疗费用水平和基本医保的实际报销水平。

(一) 桐乡市医保信息系统中肺结核患者的数据分析

1. 城乡居民基本医疗保险参保肺结核患者情况　2014—2016年9月,城乡居民参保肺结核患者合计567人,平均住院率为26%~28%。门诊患者绝大多是集中在桐乡市内治疗,但是,门诊患者有向市外流动的倾向,在市内就诊的肺结核患者比例由2014年的84.62%降至2016年前三季度的67.55%。住院患者在市外医疗机构住院的比例也有逐步增加的趋势,从2014年的41.18%增加到2016年前三季度的59.09%(见表6-3)。

表 6-3　2014—2016 年 9 月桐乡市城乡居民参保肺结核患者就医流向

年份	门诊患者占比（%）		住院患者占比（%）		住院率（%）
	市外医疗机构	市内医疗机构	市外医疗机构	市内医疗机构	
2014 年	15.38	84.62	41.18	58.42	26.84
2015 年	17.95	82.05	40	60	28.44
2016 年前三季度	32.45	67.55	59.09	40.91	26.51

2016 年，在桐乡市内全门诊治疗的患者人均医疗费用为 1 256.36 元，自付比例为 53.88%；市外人均医疗费用 1 741.61 元，自付比例为 49.06%。在桐乡市内门诊 + 住院治疗的患者人均医疗费用 9 555.79 元，自付比例为 48.74% 左右；市外人均医疗费用 18 067.02 元，自付比例为 48.45% 左右。在桐乡市内仅住院治疗的患者（多为疗程未完成）人均医疗费用 6 511.22 元，自付比例为 44.13%；市外人均医疗费用 16 283.12 元，自付比例为 65.02% 左右（见表 6-4）。由此可见，市外就医患者的医疗费用远高于在市内就医的患者，城乡居民参保患者的自付比例均高于 30%。

表 6-4　2016 年前三季度桐乡市城乡居民参保肺结核患者医疗费用水平

治疗分类	市外医疗机构			市内医疗机构		
	人均医疗费用（元）	人均自付费用（元）	自付比例（%）	人均医疗费用（元）	人均自付费用（元）	自付比例（%）
全门诊患者 *	1 741.61	854.52	49.06	1 256.36	676.88	53.88
门诊 + 住院患者 **	18 067.02	8 753.35	48.45	9 555.79	4 657.58	48.74
仅住院患者 ***	16 283.12	10 586.57	65.02	6 511.22	2 873.22	44.13

注：* 全门诊治疗患者指全疗程只在门诊治疗、未住院治疗的肺结核患者。
　　** 门诊 + 住院治疗患者指既在门诊治疗、又住院治疗的肺结核患者。
　　*** 仅住院治疗患者指仅住院治疗、未在门诊治疗的肺结核患者。

2. 城镇职工基本医疗保险参保肺结核患者情况　2014—2016 年 9 月，城镇职工参保肺结核患者合计 138 人（2014 年和 2015 年数据有所缺失）。2016 年前三季度住院率为 27.4%，86.21% 门诊患者在桐乡市内治疗，90% 的住院患者在市外医疗机构住院治疗，可见城镇职工多倾向于在市外住院治疗。在桐乡市内门诊 + 住院治疗患者的医疗费用水平人均医疗费用 4 883.04 元，自付比例为 12.51%；市外人均医疗费用 16 811.38 元，自付比例为 21.99% 左右。市内仅住院治疗患者的医疗费用水平人均医疗费用 6 698.70 元，自付比例为

20.15%；市外人均医疗费用 14 730.26 元，自付比例为 36.5% 左右（见表 6-5）。

表 6-5　2016 年前三季度桐乡市城镇职工参保肺结核患者医疗费用水平

治疗分类	市外医疗机构			市内医疗机构		
	人均医疗费用（元）	人均自付费用（元）	自付比例（%）	人均医疗费用（元）	人均自付费用（元）	自付比例（%）
全门诊患者	1 168.64	309.85	26.51	1 680.64	222.59	13.24
门诊＋住院患者	16 811.38	3 696.39	21.99	4 883.04	610.69	12.51
仅住院患者	14 730.26	5 376.11	36.50	6 698.70	1 349.91	20.15

（二）桐乡市第一人民医院肺结核患者的数据分析

由于肺结核支付方式改革在桐乡市第一人民医院开展试点，重点针对在桐乡市第一人民医院就诊的肺结核患者情况进行分析。

1. 肺结核患者的基本情况

（1）患者构成：2014—2016 年 10 月，在桐乡市第一人民医院治疗的肺结核患者共有 2 968 人，城乡居民参保患者占 24.63%，城镇职工参保患者 21.06%，50.51% 为自费患者，有一半的患者是外来流动人口。

（2）年龄结构：在桐乡市第一人民医院治疗的肺结核患者中，城乡居民参保肺结核患者以 60~79 岁年龄组占比最高，达 46.24%；城镇职工参保患者以 20~39 岁年龄组占比最高，为 43.36%；自费患者中，则以 20~39 岁年龄组占比最高，为 62.31%（见表 6-6）。

表 6-6　2014—2016 年 10 月不同医保类型肺结核患者的年龄结构（%）

年龄结构	城乡居民医保	城镇职工医保	自费
20 岁以下	2.60	0.00	4.67
20~39 岁	17.78	43.36	62.31
40~59 岁	22.57	36.16	27.22
60~79 岁	46.24	18.56	5.27
80 岁及以上	10.81	1.92	0.53

（3）性别比例：在桐乡市第一人民医院治疗的肺结核患者中，男性患者（占 65.88%）较多，约为女性患者（占 34.12%）的两倍。

2. 医疗费用和自付水平

（1）全门诊治疗患者的医疗费用：全门诊治疗费用为每个肺结核患者一年

内在桐乡市第一人民医院多次门诊治疗费用的合计。2014—2016 年 10 月,在桐乡市第一人民医院全门诊治疗的患者中,参加城乡居民基本医保的患者 700人,参加城镇职工基本医保的患者 606 人,人均就诊次数分别为 5.13 和 4.56次。城乡居民参保患者的人均医疗费用高于城镇职工参保患者;除 2014 年自付比例较低外,2015—2016 年城乡居民参保患者的自付比例高达 70% 左右,城镇职工参保患者的自付比例也超过 30%(参见表 6-7)。

表 6-7 2014—2016 年 10 月肺结核参保患者全门诊治疗费用和自付水平

年份	城乡居民医保			城镇职工医保		
	人均医疗费用(元)	人均自付费用(元)	自付比例(%)	人均医疗费用(元)	人均自付费用(元)	自付比例(%)
2014	1 749.45	582.95	33.32	1 501.67	410.1	27.31
2015	1 956.48	1 344.41	68.72	1 107.01	438.85	39.64
2016 年 1~10 月	1 541.6	1 084.34	70.34	1 075.7	437.2	40.64

(2)门诊 + 住院治疗患者的医疗费用:2014—2016 年 10 月,在桐乡市第一人民医院门诊和住院治疗肺结核患者总数仅 78 人,其中,22 人为城乡居民参保患者,14 人为城镇职工参保患者,42 人为自费患者。城乡居民参保患者和城镇职工参保患者的人均住院天数分别是 10.21、9.31 天。由于每年患者人数不多,平均医疗费用水平易受个别病例影响,偏差较多,难以反映真实的平均费用水平。综合 2014—2016 年 10 月的城乡居民参保患者的人均门诊和住院的全疗程费用为 9 193.78 元(中位数 8 329.11 元),高于城镇职工参保患者为 7 789.52 元(中位数 6 587.62 元)的人均全疗程费用水平。其中,城乡居民参保患者的人均住院费用和人均门诊费用均比城镇职工参保患者的费用略高(见表 6-8)。

表 6-8 2014—2016 年 10 月门诊 + 住院治疗肺结核参保患者费用水平(元)

医疗费用	城乡居民医保	城镇职工医保
门诊 + 住院人均费用	9 193.78	7 789.52
最低值	5 886.24	2 720.73
中位数	8 329.11	6 587.62
最高值	14 329.06	14 101.96
人均住院费用	6 631.89	6 321.33
最低值	2 854.36	2 444.70
中位数	6 047.69	4 618.55

续表

医疗费用	城乡居民医保	城镇职工医保
最高值	12 630.18	14 077.68
人均门诊费用	2 561.88	1 468.19
最低值	460.98	24.28
中位数	2 213.25	1 090.95
最高值	6 554.03	3 690.00

从医疗费用的分布来看，过半数的门诊＋住院患者全疗程费用在 5 000~10 000 元之间（见图 6-3）。

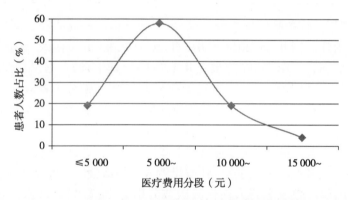

图 6-3　2014—2016 年 10 月门诊＋住院患者医疗费用水平分布

由表 6-9 可见，综合三年来门诊＋住院城镇职工参保患者的自付比例为 38.22%，城乡居民参保患者自付比例为 51%，均高于 30%；而且门诊自付比例明显高于住院。

表 6-9　2014—2016 年 10 月门诊＋住院治疗肺结核参保患者自付水平

医保类别	住院自付比例（%）	门诊自付比例（%）	合计自付比例（%）
城乡居民	43.33	70.84	51.00
城镇职工	34.25	55.29	38.22

（3）仅住院治疗患者的医疗费用：2014—2016 年 10 月，在桐乡市第一人民医院仅住院治疗的肺结核患者总数只有 26 人，其中，9 人为城乡居民参保患者，5 人为城镇职工参保患者，12 人为自费患者。城乡居民参保患者的住院天数在 9~20 天，城镇职工参保患者的住院天数在 9~21 天。由表 6-10 可见，仅住院治疗的城乡居民和城镇职工参保患者医疗费用均值和中位数均高于表

6-8 中门诊＋住院患者的住院费用。由于肺结核患者都需要门诊治疗过程，因此，仅住院治疗的患者可能为重症患者后续上转治疗，或者尚未完成治疗、跨年度治疗的患者。

表 6-10　2014—2016 年 10 月仅住院治疗肺结核参保患者医疗费用水平(元)

医疗费用	城乡居民医保	城镇职工医保
人均住院费用	10 966.22	11 111.92
最低值	1 296.47	4 835.86
中位数	8 091.05	10 777.09
最高值	34 527.51	20 931.70

(4) 跨年治疗的肺结核患者情况：由于肺结核治疗周期较长，许多患者都需要跨年治疗。因此，对 2014—2016 年 10 月在院治疗的患者不按年度划分进行整合分析，跨年度治疗的患者共 1 747 人，其中，城乡居民参保患者 441 人，城镇职工参保患者 480 人，自费患者 822 人，另有部分患者信息缺失；全门诊治疗的患者 1 614 人，门诊＋住院治疗的患者 40 人，无单纯住院治疗的患者，这也说明了上述仅住院患者均为疗程未结束或跨年度治疗的患者。跨年度治疗的患者门诊就诊频次较高，城镇职工和城乡居民全门诊患者人均就诊次数分别为 4.39 次和 5.85 次，门诊＋住院患者人均门诊就诊次数分别为 11.5 次和 14.77 次，门诊＋住院患者人均住院次数分别为 1.15 次和 1.2 次。表 6-11 中全门诊跨年度治疗的肺结核患者医疗费用水平略高于表 6-7 中非跨年度的全门诊治疗患者的费用水平，城乡居民参保患者人均费用 2 120.75 元(非跨年的 1 764.27 元)，城镇职工参保患者费用 1 329.20 元(非跨年的 1 200.08 元)。城乡居民和城镇职工参保患者人均住院费用与次均住院费用相差不大。

表 6-11　2014—2016 年 10 月跨年就诊的肺结核参保患者医疗费用水平

治疗分类		城乡居民医保				城镇职工医保			
		人均医疗费用(元)	次均医疗费用(元)	人均自付费用(元)	自付比例(%)	人均医疗费用(元)	次均医疗费用(元)	人均自付费用(元)	自付比例(%)
全门诊		2 120.75	361.99	1 232.84	58.13	1 329.20	275.31	465.93	35.05
门诊＋住院	门诊	2 412.85	398.25	1 572.21	65.16	1 265.22	222.73	724.76	57.28
	住院	6 945.45	6 019.39	2 801.68	40.34	6 401.45	5 334.54	2 091.91	32.68

综上分析可见，桐乡市第一人民医院肺结核以门诊治疗为主，肺结核患者门诊平均就诊次数在 4~5 次，人均门诊费用在 2 000 元左右；住院率较低，人

均住院次数 1.2 次左右,人均住院费用在 6 700 元左右。由于医院信息系统未能对肺结核分型进一步识别,所以医疗费用为各型肺结核的综合平均。城乡居民参保患者的自付比例较城镇职工参保患者的自付比例高,门诊费用的自付比例较住院费用的自付比高。

四、桐乡市肺结核支付方案的设计与实施情况

(一)肺结核支付方式改革方案的设计

1. 选择肺结核支付方式改革模式　2017 年 3 月 31 日,浙江省中盖结核病项目管理办公室在桐乡市召开了肺结核支付方式改革的研讨会,浙江省、嘉兴市、桐乡市三级卫生、人力资源和社会保障(简称:人社)等部门的领导和专家,以及医疗机构的临床专家共同参加讨论肺结核支付方式改革的方案、临床路径的制订和费用测算的方法。鉴于桐乡市第一人民医院肺结核患者收治住院管控严格,基本不存在门诊转住院的现象,医保管理经办机构和医院协商,采取门诊和住院分别打包的方式,门诊按照肺结核全疗程定额付费,有利于鼓励患者全程规范在桐乡市第一人民医院治疗,住院按病种定额付费。

2. 确定支付单元　由于桐乡市第一人民医院有能力诊断和治疗普通肺结核、结核性胸膜炎和单耐异烟肼肺结核,其他耐药肺结核和重症肺结核(如并发心力衰竭、呼吸衰竭和手术治疗等)均须转上级医院治疗,因此,最终确定桐乡市肺结核患者临床路径和费用测算服务包为:门诊诊断服务包、以及普通初治肺结核、普通复治肺结核、结核性胸膜炎和单耐异烟肼肺结核四组的门诊和住院服务包,共计 9 个支付单元。针对肺结核分组进行 ICD-10 编码,区别各分组,确诊后城乡居民和城镇职工参保患者需重新备案一次,医保部门按分组标准统一结算。桐乡市卫生信息中心和人社局共同对医院信息系统和医保信息系统进行前期改造,实现两系统对接,为肺结核支付方式改革后患者即时结算提供信息化技术支撑。

3. 确定支付标准　在省级专家的指导下,桐乡市制定了本土化的肺结核临床路径,并进行费用测算,将不良反应、并发症等医疗费用根据发生概率折算后,相应纳入支付标准中。费用测算主要依据本土化的肺结核临床路径、2015 年浙江省基本医疗服务价格、2013 年政府统一定价药品汇总表、2010 年浙江省基本医保目录(药品、医疗材料、服务)。肺结核临床分组路径和费用结果审核通过后,桐乡市人社局和第一人民医院协商谈判,确定支付标准。门诊诊断服务包 201 元 / 人,主要由基本公共卫生经费承担,基本医疗保险只承担 59 元 / 人。其他各组门诊定额为每个患者全疗程费用标准,住院定额为一次住院治疗的费用标准。

（二）肺结核支付方式改革实施方案

桐乡市人社局、卫计局和财政局三部门于 2017 年 6 月联合出台了《关于将结核病列入按病种支付结算的通知》(桐人社〔2017〕48 号),明确了参加城镇职工基本医疗保险、城乡居民基本医疗保险的肺结核患者在桐乡市第一人民医院门诊和住院治疗的费用结算方法:门诊按患者人头全疗程定额付费,住院按病种分组定额付费,并于 2017 年 7 月 1 日正式运行。门诊和住院治疗分组定额支付标准见表 6-12。

表 6-12　桐乡市第一人民医院肺结核分组定额支付标准

肺结核分组	门诊支付标准（元 / 人）	住院支付标准（元 / 人次）
诊断服务包	59	—
普通初治肺结核	3 760	5 890
普通复治肺结核	4 450	6 180
结核性胸膜炎	6 430	6 940
单耐异烟肼肺结核	9 090	6 360

（三）基本医疗保险政策调整

1. 门诊报销政策的调整　肺结核支付方式改革重点对门诊报销政策进行了调整,扩大了门诊报销目录,将对临床必需的针对性治疗药品和诊疗项目纳入《结核病规定(特殊)病种药品和诊疗目录》,共 61 种药品,29 项检查。同时,门诊报销取消起付线,按照住院报销比例,桐乡市第一人民医院虽是三级乙等医院,但基本医保报销是按照二级医院的报销政策执行,即城乡居民按 75%、城镇职工按 80% 报销。桐乡市肺结核支付方式改革前后基本医保报销政策对比,主要针对门诊起付线、报销比例和封顶线进行了调整(参见表 6-13)。

表 6-13　桐乡市肺结核支付方式改革前后基本医保报销政策对比

报销政策		改革前		改革后	
		城乡居民	城镇职工	城乡居民	城镇职工
门诊	起付线（元）	500	500	0	0
	报销比例（%）	10	50	75	80
	封顶线（元）	800	6 000	150 000	160 000
住院	起付线（元）	800	800	800	800
	报销比例（%）	75	85	75	85
	封顶线（元）	150 000	160 000	150 000	160 000

2. 结算方式　医保对患者实际发生的医疗费用按比例报销,医保与桐乡市第一人民医院按定额标准结算。病种支付标准与个人支付的差额部分,由医保基金按规定予以补足,在基本医疗保险统筹基金中列支。

3. 医疗费用覆盖范围　医疗费用包含病种一次住院或日间病房诊疗过程中,所涉及的药品费、检查费、护理费、治疗费、手术费、材料费、床位费等医疗费用,以及院内、院外的会诊费用,医疗机构要求或推荐患者外购的药品、材料等费用,也包含治疗过程中出现的并发症、原有疾病必要的检查治疗的费用。

4. 管理措施

(1) 防止服务不足:定点医疗机构一个基金结算年度内实际发生的平均医疗费用,在支付标准85%(含)或以上的,按支付标准结算;低于支付标准85%的,按该病种实际发生的医疗费用结算。

(2) 特殊情形处理:因合并症、并发症较多或患者病情较重、体质特殊等原因,导致实际发生医疗费用明显超出支付标准的病例,可申请退出按病种支付,经核准后,仍按项目付费方式结算。

(3) 防止分解费用:一个疗程内,在其他定点医疗机构以结核病诊疗的,发生的医疗费用列入支付标准内。

(4) 跨年度结算:门诊病例以一个疗程为一个结算单位,一个年度内门诊未完成整个疗程的,第一个年度支付标准以下部分按实结算,支付标准剩余部分第二个年度继续结算。

(5) 规范诊疗问题:不得放宽入院或未按出院标准提前让患者出院(患者主动要求出院除外);不得让未痊愈患者出院后,再以其他疾病办理入院治疗;不得将支付标准机械分配到每一患者。

(6) 后续复查问题:对治疗结束后,定期复查病人,仍按项目付费方式结算。

(四) 实施组织保障

桐乡市建立了由卫生计生局、财政局、人社局、民政局等多部门组成的领导小组,各部门各担职责,相互合作,统筹协调,四方形成一个有机的整体,促进了支付方式改革试点的深入推进。桐乡市卫计局负责统筹协调各部门,制定实施方案并开展项目评估,卫生信息中心负责卫生信息系统按肺结核病种支付改造和维护;人社局按照试点要求进行医保经办机构信息系统改造,新增特殊病种药品和诊疗目录等,出台肺结核门诊和住院按病种支付结算系列文件,并适时与定点医院门诊和住院发生的费用予以结算;财政局负责资金投入方式转变,资金足额拨付;民政局以民政救助为重点予以资金支持。

第二节 吉林德惠模式

一、项目实施背景

(一)人口社会经济基本情况

吉林省位于中国东北地区中部,地处东北亚地理中心位置,面积 18.74 万平方千米。根据吉林省统计局数据,截至 2017 年底,吉林省下辖 8 个地级市、1 个自治州,共有 20 个县级市,16 个县,3 个自治县,21 个市辖区。截至 2017 年末,吉林省常住人口 2 717.43 万人,其中城镇常住人口 1 539.42 万人,占总人口比重(常住人口城镇化率)为 56.65%。地区生产总值(GDP)15 288.94 亿元,比上年增长 5.3%,全省全年人均地区生产总值达到 56 102 元,比上年增长 6.0%。

德惠市隶属于吉林省长春市,是县级市,位于长春市的北部,幅员面积 3 343 平方公里,辖 4 个街道、12 个镇、4 个乡。2017 年,德惠市户籍总人口 88.28 万人,其中,城镇人口 15.18 万人,乡村人口 73.10 万人。城镇居民人均可支配收入为 24 860 元,农村居民人均可支配收入为 13 535 元。目前,德惠市共有 7 家市直属的综合医院,4 家社区卫生服务中心,20 家乡镇卫生院。

(二)肺结核的流行情况

根据中国疾病预防控制中心结核病直报系统的统计,2014 年,吉林省全省结核病人数 1.48 万人,2016 年下降为 1.19 万人,结核病发病人数逐年下降。但是 2017 年肺结核死灰复燃,开始出现反弹,2018 年肺结核环比增加 7.46%,其中涂阳患者由 2014 年的 34.55% 上升到 2018 年的 46.25%,涂阴患者由 2014 年的 61.83% 下降到 2018 年的 47.86%,也说明肺结核的诊断水平逐年提高。结核性胸膜炎患者人数缓慢提升,环比增加 25.66%(见图 6-4)。因此,总体来讲,近年来,肺结核的流行趋势再次开始出现,结核病的防控工作面临的任务依然繁重。

德惠市肺结核登记人数占全省总数不到 3% 的比例,2014—2016 年间,发病人数不断下降,由 445 人下降到 205 人,但同样 2017 年出现肺结核病人明显增加的趋势。从肺结核(涂阳、涂阴)发病人数来看,从 2014 年到 2017 年,涂阳病人在总肺结核人数中占比普遍高于涂阴病人占比,而且相差在一倍左右,但是到了 2018 年两者基本持平,这也反映出检查结果阳性率在不断提高。

结核性胸膜炎发展较快,由 2014 年的 15 人下降到 2016 年的 3 人,随后

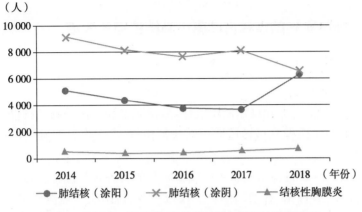

图 6-4 2014—2018 年吉林省肺结核登记人数的变化

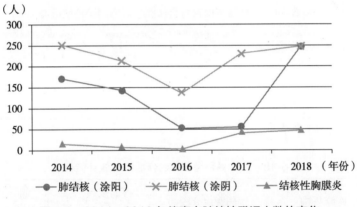

图 6-5 2014—2018 年德惠市肺结核登记人数的变化

激增到 41 人,出现井喷态势。2018 年普通肺结核和结核性胸膜炎分别比
2017 年增加了 28.29% 和 14.6%(见图 6-5),两项指标都明显高于全省同期
水平。

(三)肺结核医疗服务提供模式

德惠市属于县级市,德惠市结核病防治所隶属于吉林省长春市,又称德
惠市传染病医院,是一所以传染病防控和治疗为重点,并致力于为社会提供医
疗、健康、预防、康复为一体的新型综合医疗服务机构。德惠市结核病防治所
是全额拨款事业单位,德惠市结核病防治专项基金主要来源于各级财政补助,
它与德惠市传染病医院是院所合一的,挂两个牌子,采取的是"院所合一、三位
一体、平战结合"的运行模式。

二、项目实施前吉林省德惠市肺结核相关政策

(一)吉林省肺结核相关政策

1. 基本医疗保险政策

(1)城镇职工医保和城镇居民医保:城镇职工和居民的肺结核报销政策分别按照城镇职工医保和城镇居民医保政策执行,并没有针对肺结核设立单独的医保报销政策。

(2)新农合:农村肺结核患者按照新农合的各种政策执行。肺结核门诊患者按照门诊统筹报销,普通门诊补偿仅限于乡、村两级定点医疗机构;普通门诊统筹累计补偿封顶线为 350 元(含一般诊疗费)。住院患者按照不同级别定点医疗机构的报销比例报销。具体报销方案见表 6-14、表 6-15。

表 6-14 吉林省新型农村合作医疗普通门诊补偿标准

定点医疗机构	报销比例 (%)	封顶线 (元)	一般诊疗费 (元)	报销额 (元)	自付额 (元)
村卫生室	50	50	5	4	1
乡镇卫生院	60	300	10	8	2

注:日次补偿封顶为 15 元

表 6-15 吉林省新型农村合作医疗住院补偿标准

定点医疗机构	医药费用分段	普通疾病 报销比例(%)	重大疾病 报销比例(%)
乡镇卫生院(不含民营)	0~500 元	30	40
	500 元以上	85	90
县级定点	0~600 元	20	30
	600 元以上	75	80
市级定点	0~1 000 元	0	20
	1 000 元以上	60	65
省级及以上定点	0~1 500 元	0	20
	1 500 元以上	55	65

注:(1) 乡、县级定点医疗机构使用中医药部分医药费用,提高 5 个百分点报销。

(2) 实行单病种定额付费的病种,按核定补助额度予以补偿。

2. 民政救助政策　救助对象分为四类:第一类救助对象为特困供养人员,即农村五保对象、城乡孤儿和县级民政部门认定的城镇三无人员;第二类救助对象为城乡最低生活保障家庭成员;第三类救助对象为低收入家庭中的重度残疾人、未成年人、老年人及重病患者;第四类救助对象为因病致贫家庭重病患者。其中,第一、二类救助对象为重点救助对象,第三、四类救助对象为一般救助对象。

救助方式分为基本医疗救助和重特大疾病医疗救助。

(1) 基本医疗救助

1) 基本医疗住院救助:第一类救助对象封顶线内全额补助。第二类救助对象年度累计政策范围内自付医疗费用分段按比例补助。费用段分别按大病保险起付线的 15%(含)以下、5%~40%(含)、40%~大病保险起付线(含)划分,补助比例由低段到高段逐段递增。

2) 基本医疗门诊救助:重点救助对象日常普通门诊(含购药)负担较重者,实行半年定额补助。逐步取消定点药店购药,实行社会化发放补助金。

(2) 重特大疾病医疗救助

1) 重特大疾病住院救助:①大病保险起付线以内部分,重点救助对象按基本医疗住院救助补助标准执行;一般救助对象不予补助。②大病保险起付线以上部分,第一类救助对象封顶线内全额补助;第二类救助对象补助比例不低于 70%;第三类救助对象补助比例不低于 30%;第四类救助对象在大病保险起付线基础上设起助线,起助线及补助办法、标准由县级以上政府确定。③救助对象中的 14 周岁以下(含)儿童,救助比例上浮 10%。

2) 特殊疾病救助:省级发布基本病种为肇事肇祸重性精神病、尿毒症、肺结核、慢粒细胞白血病和不能切除或发生转移的胃肠道恶性间质瘤 5 种疾病。重点救助对象政策范围内自付医疗费用封顶线内全额补助,一般救助对象参照重特大疾病住院救助补助标准执行。

3) 大病门诊救助:大病门诊单次政策范围内自付医疗费用 400 元以上部分,重点救助对象给予不低于 30% 的补助;一般救助对象按重特大疾病住院年度政策范围内自付医疗费用累计,执行重特大疾病住院救助标准。

(3) 直接医疗救助:设年救助封顶线。重点救助对象不低于 2 万元;一般救助对象不低于 1 万元。

(二) 德惠市肺结核相关政策

德惠市传染病医院主要服务于新农合的肺结核患者。项目实施之前采用按项目付费按比例报销的方式,对新农合患者实现即时结算报销。报销方案包括门诊和住院两部分,其中肺结核门诊属于特殊疾病,按住院方案补偿,同一门诊患者一年内支付一次起付线 600 元。门诊县外就医不予报销,县内村级、乡级、县级的报销比例分别为 50%、55%、75%。

肺结核住院患者起付线 600 元。医疗总费用扣除不可报销费用(乙类药品以及部分自费检查项目)后为实际可补偿费用,按照乡级、县级、市级、省级的报销比例 85%、75%、60%、55% 进行报销。医疗总费用扣除实际补偿费用以后为患者自付费用。如果肺结核患者自付费用达到吉林省大病保险补偿范围,还可以按照大病保险比例进行报销。针对肺结核贫困患者,德惠市民政有大病医疗救助政策,封顶线 2 万元。经办机构对医院的结算方式为后付制,实际拨付给医院的费用即为传染病医院垫付的实际补偿费用。

三、德惠市肺结核医疗费用及保障水平现状

根据基线调研得知,德惠市传染病医院具有以下几个特征:①住院率高。由于德惠市的医保政策实施按项目付费,新农合对于肺结核患者的门诊花费不予报销,大部分参合农民一旦患了肺结核,基本不去门诊而是直接住院,把很多应该在门诊做的检查项目以及药品留在住院诊疗,导致肺结核患者的住院率高达 60% 以上,而门诊治疗相对弱化。②医疗费用较高。2016 年德惠市传染病医院新农合肺结核患者平均每人门诊费用 1 747.5 元。住院患者包括普通初治肺结核、普通复治肺结核、结核性胸膜炎以及带有合并症或并发症的肺结核共 4 种(不包括耐药肺结核),次均住院费用分别为 6 607.72 元、6 454.63 元、7 548.51 元、8 093.08 元。因此,综合新农合人均住院费用和门诊费用,普通肺结核门诊 + 住院全疗程费用为 8 755 元。其中带有不良反应或并发症的肺结核比例高达 16.52%,这也是造成该地区肺结核费用偏高的原因之一。③费用结构不合理。根据对 2016 年德惠市传染病医院肺结核患者诊疗项目分类分析发现,结核病诊疗项目包括药品费、细菌学检查费用、影像学检查费用、常规检查费用、诊疗服务费用、其他费用等 6 类费用。其中药品费和诊疗服务费所占比例最高,达到了 70% 以上,而一些诊断检查,包括细菌学检查和影像学检查所占比例都不到 3%,常规检查所占比例也非常低为4.91%,其他费用(主要是保肝药物费用)高达 21.32%。说明目前医院仍然存在药品费用和不合理项目费用过高,而诊断检查(细菌学检查和影像学检查)和一些常规检查费用却非常低,说明该医院更注重治疗肺结核病人,却忽视了对肺结核的筛查诊断,在治疗过程中,也是比较注重药物治疗,忽视了对病人病情的常规监测。④肺结核患者的自付率较高。基线调查表明,德惠市传染病医院肺结核患者的实际补偿比平均在 67.45% 左右,在德惠市外医院就诊的肺结核患者的实际补偿比仅在 40% 左右。德惠市肺结核患者的自付率远高

于 30%,究其原因,一方面受医疗技术水平限制导致患者外流较多,另一方面
与医疗费用大幅上涨有关。

四、德惠市肺结核支付方案的设计与实施情况

(一)项目实施过程

德惠市被确定为中盖结核病项目试点以来,先后开展了测算、培训、调研
等各项活动,项目组根据肺结核患者 2015—2017 三年的医疗费用,对患者的
医疗费用进行了分析和测算。基于德惠市传染病医院制订的肺结核临床路径,
邀请首都医科大学附属北京胸科医院的专家对其临床路径进行规范,并在德
惠市传染病医院进行调研和讨论,征得德惠市传染病医院的认可,实现了肺结
核临床路径的本土化。项目组基于本土化临床路径测算了肺结核的医疗成本,
并与德惠市传染病医院既往肺结核患者的实际费用进行了对比分析。根据德
惠市传染病医院自身的特点和肺结核本身的治疗特点,明确了德惠市肺结核
筹资与支付方案。2017 年 10 月,德惠市传染病医院管理者进行了调整,新
的院长上任,积极配合支付改革。在历经近两年艰苦卓绝的努力下,2017 年
11 月,吉林省德惠市开始实施基于肺结核临床路径的全疗程按人头打包付
费的支付方式改革。德惠市传染病医院开始空转运行。2018 年 2 月 7 日,
德惠市卫生计生委下发《关于落实德惠市新型农村合作医疗肺结核支付方
式改革实施方案(试行)的通知》,此后经过吉林省新农合管理中心与德惠市
传染病医院信息系统的改造,2018 年 7 月 1 日,德惠传染病院正式开展结算报
销工作。

(二)肺结核支付方式改革实施方案确定的原则和目的

针对德惠市结核病防治系统和德惠市传染病医院的特点,德惠市肺结核
支付方式选择了“全疗程按人头打包付费”模式,实施单病种管理。该模式的
选择既不是单独报销住院,也不是仅仅提高报销比例,而是将门诊和住院结合
在一起而采取的一种医保基金支付实施方案。该方案从肺结核本身的疾病特
点出发,本着预防为主,规范化管理为主的原则,将预防端口前移,将医保支付
模式由治疗为主转变为预防为主,由原来的后付制模式改为预付制模式,采取
“按照临床路径规范化治疗,结余归己”的原则,从而改变了医院运营模式。确
定该方案处于以下原则和目的:①希望德惠市传染病医院的配合和经办机构
的支持,保障中盖结核病项目的顺利开展。在推进中盖结核病项目的过程中,
项目组起初遇到了许多困难。一方面,德惠市传染病医院运行欠佳,病人少,
医院收入较低;另一方面,医院、经办机构相关管理者对支付方式改革有所顾

虑,积极性不高。为此,项目组经过反复多次谈判、沟通与协商,并且在费用标准测算中,尽可能高于现有的医疗费用水平,从而保证德惠市传染病医院的支持和配合,保证中盖结核病项目能够顺利开展下去。②缓解德惠市传染病医院住院率较高的问题。由于原有的报销政策以住院为主,诱导了肺结核患者的住院治疗,导致住院率较高,一方面增加了患者的经济负担,也同时增加了新农合基金支出。③改变医保经办机构与医院结算方式。通过医保支付方式改革将经办机构与医院的结算方式由后付制为预付制,实行"结余归己、超支合理分担"原则。建立定点医疗机构费用自我约束机制、新农合基金风险共担机制。促使医疗机构开展对肺结核患者的规范化管理,从而才能够保证结核病医院获得收益。④结合肺结核疾病本身的规律,将医保的付费重点由住院转向门诊,有利于实现病人的早期干预,早期预防,降低肺结核的发病率和感染率,提高肺结核的管理水平,从而有效减低该疾病的负外部效应。⑤降低患者疾病经济负担,实现中盖结核病项目患者自付率控制在 30% 的目标。

(三) 肺结核支付方式改革实施方案

2018 年,根据以上原则和德惠市传染病医院的实际情况,德惠市采取了肺结核按人头门诊住院全疗程支付的实施方案。实施方案规定,所有肺结核就诊患者均要求纳入路径管理,以全疗程服务模式进行付费结算;取消了起付线和目录外药品和检查项目,实施按病种分组定额付费,报销比例为 70%。肺结核纳入门诊特殊疾病,门诊治疗费用均按住院方案补偿。补偿方案分成全门诊、全住院、门诊 + 住院三部分。肺结核分成普通初治肺结核、普通复治肺结核、结核性胸膜炎三组,合并症和并发症按比例计算出人均费用。

1. 定点医疗机构与参合患者进行结算

$$\frac{参合患者}{补偿金额} = \frac{诊疗期间实际}{发生医药总费用} \times 报销比例(70\%) \qquad (公式\ 6\text{-}1)$$

$$\frac{参合患者}{实交金额} = \frac{诊疗期间实际}{发生医药总费用} - 补偿金额 \qquad (公式\ 6\text{-}2)$$

2. 新农合与定点医疗机构进行结算　新农合经办机构采取按病种定额付费的方式与定点医疗机构进行结算。根据前期测算,经德惠市传染病医院和新农合经办机构协商,最终确定肺结核的分组和定额支付标准(见表 6-16)。

表 6-16　德惠市肺结核不同诊疗类型定额标准 / 元

肺结核类型	普通初治肺结核	普通复治肺结核	结核性胸膜炎
全门诊治疗	5 927.18	7 329.18	9 351.18
全住院	3 540.18	4 233.18	3 865.18
不良反应 + 合并症	351.00	351.00	351.00
门诊 + 住院	8 628.36	10 930.36	12 412.36

在德惠市传染病医院就诊的肺结核患者全部纳入临床路径,要求按诊疗规范进行治疗。新农合与定点医疗机构进行结算时,实际发生医药总费用未超过支付标准的,则按支付标准进行结算;结余部分归定点医疗机构。超过支付标准的费用,由定点医疗机构自行负担。

$$定点医疗机构补偿金额 = 定额支付标准 \times 报销比例(70\%) \times 患者数 \qquad (公式\ 6\text{-}3)$$

（四）调整并确定德惠门诊全疗程支付标准

为保证补偿标准的合理性,有利于开展结算工作,通过对半年空转运行情况现场评估后,专家组与医院管理者和新农合管理人员协商,达成共识,决定取消原来普通肺结核分成初治、复治的做法,肺结核仅分为:普通肺结核和结核性胸膜炎两组;并调整肺结核定额支付标准:普通肺结核全门诊 3 600 元,全疗程(含不良反应和合并症)9 000 元;结核性胸膜炎全门诊 5 000 元,全疗程(含不良反应和合并症)12 000 元(见表 6-17)。肺结核患者的医疗费用在定额支付标准内,按实际发生费用结算;超过定额支付标准外,则按定额标准结算,超支部分由医院承担。

表 6-17　德惠市肺结核不同诊疗类型定额支付标准

单病种大类编码	单病种大类名称	治疗分类	ICD 编码	定额支付标准（元）
CD22000101	普通肺结核	全门诊	A15.300	3 600
CD22000102		全疗程（门诊 + 住院）	A15.300	9 000
CD22000201	结核性胸膜炎	全门诊	A16.500x004	5 000
CD22000202		全疗程（门诊 + 住院）	A16.500x004	12 000

注:全疗程定额标准已经根据该病种发生不良反应和并发症的概率将费用计算在内。

第三节 宁夏吴忠模式

一、项目实施背景

(一)人口社会经济基本情况

宁夏回族自治区,位于中国西北内陆地区,根据宁夏回族自治区统计局数据,截至 2017 年底,宁夏回族自治区下辖 5 个地级市,11 个县,2 个县级市,9 个市辖区;宁夏回族自治区常住人口 681.79 万人,实现地区生产总值(GDP)3 453.93 亿元。年全区全体居民人均可支配收入 20 562 元,按常住地分,城镇居民人均可支配收入 29 472 元,农村居民人均可支配收入 10 738 元。

吴忠市位于宁夏中部,地处宁夏平原腹地,地势南高北低。吴忠市为地级市,全市总面积 2.14 万平方千米,下辖 2 区、1 市、2 县。2017 年,全市实现地区生产总值 508.1 亿元,年末全市常住总人口 140.37 万人,城镇人口 68.82 万人,占常住人口比重 49.03%,乡村人口 71.55 万人。城镇化率 49.03%。人口出生率为 14.05‰,死亡率为 4.35‰,人口自然增长率为 9.7‰。

(二)肺结核流行情况

根据中国疾病预防控制中心结核病直报系统的统计,2014—2018 年,宁夏肺结核患者登记人数,总体呈下降趋势,年均下降 2.10%,结核病疫情呈低流行趋势。宁夏肺结核患者登记人数中肺结核和结核性胸膜炎登记人数(见图 6-6)。5 年间,肺结核患者涂阳检出率明显增加,肺结核涂阴患者相应减少。

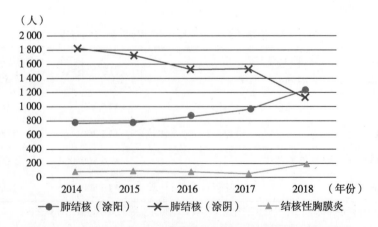

图 6-6 2014—2018 年宁夏回族自治区肺结核登记人数的变化

　　2014—2018 年,吴忠市肺结核患者登记人数分别占宁夏总登记人数的 23.37%、24.27%、26.43%、24.56%、23.11%。吴忠市肺结核患者登记人数中,肺结核患者涂阳检出率也明显增加,肺结核涂阴患者相应减少。其中,结核性胸膜炎患者人数在 2018 年略有上升(见图 6-7)。

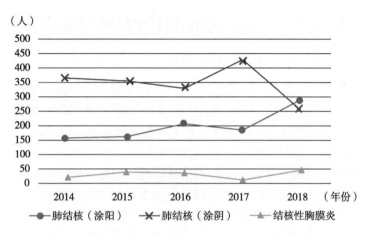

图 6-7　2014—2018 年吴忠市肺结核登记人数的变化

(三)肺结核医疗服务提供模式

　　吴忠市人民医院创建于 1950 年,是吴忠市唯一一所集医疗、急救、教学、科研、预防保健、康复及社区医疗卫生服务为一体的三级乙等综合公立医院和宁夏医科大学非直属附属医院,担负着全市及周边地区群众的医疗救治工作,是吴忠地区的医疗中心。感染性疾病科成立于 1985 年,承担着全市及周边地区的临床医疗、危重病人及突发性传染病的诊断和抢救任务。科室设有肝病门诊、肺结核门诊、肠道门诊及发热门诊,设有肝病及杂合病 2 个病区,开放床位 68 张。现有专业人员 24 名,其中副主任医师 3 名,主治医师 1 名,住院医师 4 名,护理人员 16 名。作为吴忠市肺结核治疗定点医院以及利通区肺结核患者的首诊机构,吴忠市人民医院承担着全市肺结核病人筛查工作,为疑似肺结核病人提供免费胸片及痰涂片检查,对吴忠地区确诊肺结核病人提供免费抗结核药治疗。

　　2015 年底,宁夏全区 22 个县区均将肺结核患者发现、诊断、治疗工作移交到定点医院,形成了以定点医疗机构诊疗、疾控机构督导管理、社区卫生机构推荐和患者管理的"三位一体"新型结核病防治服务体系,形成了患者发现自下而上,患者治疗和管理自上而下的双向转诊机制。普通肺结核在县市级人民医院及以上医疗机构定点治疗,自治区第四人民医院负责诊治耐多药肺结核和疑难重症肺结核患者,重点收治基层转诊特殊病例。目前,普通肺结核患者主要在各县市治疗,耐多药肺结核患者经确诊后要求全部上转至宁夏第四人民医院进行住院治疗,待病情稳定后带药出院,并要求定期复诊。

二、项目实施前宁夏回族自治区吴忠市肺结核相关政策

(一) 宁夏区级层面肺结核相关政策

1. 基本医疗保险政策宁夏回族自治区自2010年起整合城镇居民医保与新农合,目前基本医保分为城乡居民医保、城镇职工医保两大类型。

(1) 城乡居民医保:自2015年1月1日起实现全区由自治区统一管理,并实行调剂金制度。城乡居民医保实行区级统筹,实现全区城乡居民医保参保范围、政策标准、基金管理、经办服务、协议管理、信息系统"六统一"。目前全区城乡居民医保分三档筹资,普通门诊不考虑参保者的缴费水平采取同等待遇的方式进行补偿,住院根据参保者缴纳保费的数额确定其保障的水平,不同筹资额的患者的住院补偿水平不同。具体资金筹集和使用则由各县医保中心负责,详细标准及待遇见表6-18、表6-19、表6-20。

表6-18　2017年宁夏回族自治区城乡居民基本医疗保险个人筹资来源(元)

参保档次	普通人员个人缴费	低保对象			重点优抚对象		
		个人缴费	财政补助	民政资助	个人缴费	财政补助	民政资助
一档	90	30	0	60	0	0	90
二档	250	130	60	60	100	60	90
三档	505	445	0	60	0	415	90

表6-19　宁夏回族自治区城乡居民基本医疗保险门诊统筹待遇政策

医疗机构类型	政策范围内报销比例(%)	最高支付限额(元)
县级医院	35	330
社区卫生服务中心(乡镇卫生院)	60	330
社区卫生服务站(村卫生室)	70	330

表 6-20 宁夏回族自治区城乡居民基本医疗保险住院报销政策

参保档次	住院起付线（元）				政策范围内住院费用报销比例（%）			
	三级甲等	三级乙等	二级	一级	三级甲等	三级乙等	二级	一级
一档	1 000	700	400	200	45	70	80	85
二档	1 000	700	400	200	60	80	85	90
三档	1 000	700	400	200	65	85	90	95

统筹基金年度最高支付限额：一档 7 万元，二档 12 万元，三档 16 万元

（2）城镇职工医保：2016 年 12 月宁夏回族自治区政府下发《关于城镇职工基本医疗保险自治区级统筹管理的意见》（宁政发〔2016〕101 号），提出 2017 年实现城镇职工医疗保险区级统筹，实行统一参保征缴、统一待遇标准、统一基金管理、统一经办服务、统一协议管理、统一信息系统，基金管理实施调剂金制度。各级政府负有与财政管理体制相适应的征收、管理和支付责任。各分统筹地区每年将统筹基金收入的一定比例上解作为自治区调剂金，剩余基金（含历年结余基金）由自治区委托各分统筹地区管理，在分统筹区域内基金实行统收统支。具体待遇标准见表 6-21。

表 6-21 2017 年宁夏回族自治区城镇职工基本医疗保险待遇标准

就诊类别	医疗机构级别	报销比例（%）	最高限额 ［元/(人·年)］	起付线 （元）
普通门诊	三级	0	1 200	0
	二级	40	1 200	0
	一级	60	1 200	0
	社区卫生站	70	1 200	0
住院	三甲	80	50 000	1 200
	三乙	85	50 000	800
	二级	90	50 000	500
	一级	95	50 000	300

（3）门诊大病医保政策：城镇职工和城乡居民医疗保险的门诊大病补偿采取起付线、报销比例和封顶线相结合的方式进行补偿。《关于进一步完善基本医疗保险门诊大病统筹制度的通知》（宁人社发〔2015〕52 号）确定了 28 个门诊大病病种，实行病种最高支付限额管理。全区基本医疗保险门诊大病统筹起付标准统一调整为 500 元。城乡居民医保一、二、三档缴费在起付标准以上部分的门诊医疗费用报销比例分别为 50%、60%、65%；城镇职工

医保起付标准以上,符合基本医疗保险政策范围内的门诊医疗费用报销比例为75%。

(4) 肺结核补偿政策:针对肺结核患者医保报销政策,仅耐药肺结核在2013年被纳入大病保险病种,而普通肺结核与其他普通病种报销政策相同,尚未纳入门诊特殊病种范围。

(5) 支付方式改革政策:自2011年宁夏出台《关于改革医疗保险付费方式有效控制医疗费不合理增长的实施意见》(宁人社发〔2011〕325号),提出探索多样化医疗保险支付方式改革以来,不同县市实施了按病种分值付费、总额控制、医疗机构定额分配、按病种付费等医保支付方式改革,取得了积极成果和一定经验。目前,宁夏医保在绝大部分地区实行总额预付下的按病种分值付费与医疗机构结算的方式。

2. 民政救助政策 2015年,《宁夏回族自治区医疗救助办法》出台,规定拥有宁夏户籍并参加了城乡居民基本医疗保险的特困供养人员、最低生活保障对象、孤儿、高龄低收入老年人、低收入家庭重度残疾人、重点优抚对象及因病致贫家庭患病人员都可申请医疗救助。救助采取城乡居民基本医疗保险缴费补贴、门诊大病补助、住院补助和重特大疾病住院补助等方式,并根据不同救助对象分别给予其救助比例为50%~90%的补助。救助对象患有重特大疾病,年住院总费用累计超过年度家庭可支配收入的,对剩余费用给予50%~60%救助,每人每年救助一次,最高补助金额不超过8万元。未参加城乡居民基本医疗保险或者职工基本医疗保险的救助对象,按照医疗总费用的10%给予补助,每人每年救助一次,最高补助金额不超过8万元,具体实施中各地均未设置起付线,但在报销比例、封顶线上略有差异(见表6-22)。

表6-22 宁夏回族自治区民政医疗救助政策

就诊类型	就诊人员	补助标准(%)	封顶线(元)
门诊大病	特困供养人员及孤儿	90	3 000
	最低生活保障对象、高龄低收入老年人	50	2 000
住院	自付费用低于3万元的特困供养人员及孤儿	90	30 000
	自付费用低于3万元的最低生活保障对象、低收入家庭重度残疾人、高龄低收入老年人和重点优抚对象	70	30 000
	自付费用在3万~10万元的所有就诊对象	50	80 000
	自付费用10万及以上的所有救助对象	60	80 000

(二)吴忠市级层面肺结核相关政策

1. 肺结核支付方式改革前医保支付改革与补偿方案　在执行全区统一政策之外,吴忠市利通区在住院支付方式上探索按单病种定额付费的改革,利通区 6 家二级以上综合医疗机构全面开展。自 2012 年试点开始到项目基线调查时,单病种付费方式已纳入 122 个病种;单病种付费的患者补偿不再设住院起付线,治疗过程不受基本医疗保险药品目录、诊疗项目目录、服务设施及支付范围限制。其待遇标准见表 6-23。

表 6-23　吴忠市不同支付方式下参保患者的待遇标准

医保类型	医疗机构级别		单病种	普通住院病种	
			补偿比例(%)	起付线(元)	补偿比例(%)
城镇职工医保	二级		80	500	90
	三级		75	800(三乙/三甲专科)	85(三乙/三甲专科)
				1 200(三甲)	80(三甲)
城乡居民医保	二级	一档	60	350(县二级) 500(市二级)	80
		二档	65		85
		三档	70		90
	三乙/三甲专科	一档	50	700	70
		二档	60		80
		三档	65		85

注:(1)单病种付费来源:吴忠市人力资源和社会保障局 关于印发《吴忠市区单病种付费结算暂行办法》的通知(吴人社发〔2017〕129 号)。

(2)职工医保患者普通补偿资料来源:自治区人民政府关于城镇职工基本医疗保险自治区统筹管理的意见(宁政发〔2016〕101 号)。

(3)居民医保患者普通来源:宁夏回族自治区人民政府关于统筹城乡居民基本医疗保险的意见(宁政发〔2010〕147 号)、关于城乡居民基本医疗保险自治区统筹管理的意见(宁政发〔2015〕19 号)。

2. 肺结核民政大病救助政策　吴忠市民政部门主要通过大病救助政策减轻肺结核患者疾病经济负担。根据 2016 年的相关政策,民政救助不设起付线,经过基本医疗保险报销后,再按照 70% 比例对患者自付费用进行相应补助,封顶线 8 万元(见表 6-24)。2014—2016 年吴忠市民政局共计救助肺结核患者 66 人,其中城镇居民 6 人,补助金额 0.45 万元,农村居民 60 人,补助金额 11.83 万元(见表 6-25)。

表 6-24　2014—2016 年吴忠市民政救助政策

年份	报销比例分段 /%		封顶线（万元）
	分段 1	分段 2	
2014	40~70	80	5
2015	40~70	80	5
2016	70	70	8

表 6-25　2014 年至 2016 年吴忠市利通区民政救助肺结核患者情况

年份	城镇居民	农村居民	肺结核贫困患者医疗总费用（万元）		基本医保补偿后自付费用（万元）		大病医疗救助总金额（万元）		人均大病医疗救助金额（万元）	
			城镇	农村	城镇	农村	城镇	农村	城镇	农村
2014	3	18	6.07	13.77	1.5	3.04	0.22	2.57	0.07	0.14
2015	2	28	0.79	48.55	0.3	12.49	0.18	7.51	0.09	0.27
2016	1	14	0.32	8.25	0.05	1.27	0.05	1.75	0.05	0.13

三、吴忠市肺结核医疗费用及保障水平现状

2016 年 11 月对吴忠市开展支付方式改革基线调查，从医院系统导出了 2014 年至 2016 年 10 月数据进行分析，反映其肺结核医疗费用及保障水平。

（一）2014—2016 年吴忠市肺结核患者服务利用情况分析

自 2014—2016 年，吴忠市人民医院肺结核住院人数持续上升，每患者的平均住院次数也逐渐上升，而门诊人次数 2015 年与 2016 年变化不大，可能与肺结核患者门诊就诊中很多是获取免费的药品和检查所致（见表 6-26）。

表 6-26　2014—2016 年吴忠市收治肺结核患者服务利用情况

年份	门诊服务		住院服务		
	门诊人数（人）	门诊人次数（人次）	住院人数（人）	住院人次数（人次）	人均住院次数（人次数 / 人）
2014	2	2	27	27	1
2015	36	44	88	90	1.02
2016	35	37	125	135	1.08

（二）门诊肺结核患者医疗费用水平

2015—2016 年门诊患者总体自付水平非常高，接近于全自付水平。吴忠市人民医院属于三级医疗机构，城乡居民医保的参保患者在吴忠市人民医院门诊治疗基本不能获得补偿，但是城镇职工医保的参保患者可以得到报销，个人自付水平由 43.65% 到 55.97%，呈现小幅度增加。而且，门诊补偿的起付线设置、较低的封顶线和补偿水平，使得全门诊患者也难以获得补偿。费用构成上，医技费用占比均高于药费占比，应当引起重视（表 6-27）。

表 6-27　2014—2016 年吴忠市人民医院门诊治疗肺结核患者医疗费用水平

年份	人均费用（元）	人均自付费用（元）	自付比例（%）	药费占比（%）	医技费用占比（%）
2015	148.18	138.69	93.6	31.2	68.8
2016	177.07	174.93	98.79	25.9	74.1

注：2014 年吴忠市人民医院信息系统记录的病例数过少，不分析。

（三）住院肺结核患者医疗费用水平

2014—2016 年，吴忠市人民医院住院治疗肺结核患者次均费用最大值与最小值差距较大，2014 年几近 10 倍；三年间次均费用呈波动变化，但总体自付比例呈现下降趋势；费用构成中，药费占比与医技费用占比相近，医技费用略高于药费，且医技费用占比呈现上涨趋势（见表 6-28）。

表 6-28　2014—2016 年吴忠市人民医院肺结核住院患者医疗费用水平

年份	住院人次数（人次）	最高费用（元）	最低费用（元）	次均费用（元）	自付比例（%）	药费占比（%）
2014	27	18 925.55	1 912.29	5 771.39	49.81	45.09
2015	90	10 609.27	1 682.94	4 544.98	44.63	47.71
2016	135	10 092.79	1 848.39	5 706.69	37.64	41.11

2014—2016 年间，不同保障类型患者的人均费用呈波折上升趋势，其中 2014 年费用水平最高。整体而言，三年间自费患者次均费用水平略低于医保患者，目录外费用占比最高的 6.36%，目录外费用控制较好。医保患者的自付水平总体呈现下降趋势，历年费用构成则无显著差异（见表 6-29）。

表6-29　2014—2016年吴忠市人民医院肺结核住院参保患者医疗费用水平

年份	医保类型	人次数（人次）	平均住院天数（天）	次均费用（元）	药费占比（%）	目录外费用占比（%）	自付比例（%）
2014	医保	20	14.00	6 339.10	45.22	5.60	38.31
	自费	7	11.86	4 149.37	44.52	6.36	100.00
2015	医保	81	11.27	4 458.79	47.64	6.12	38.62
	自费	9	10.56	4 291.02	48.41	6.10	100.00
2016	医保	130	11.73	5 341.83	40.95	5.90	35.04
	自费	5	12.40	5 237.75	45.47	5.35	100.00

注：2014年吴忠市人民医院信息系统无法区别参保患者的具体类型。

四、吴忠市肺结核支付方案的设计与实施情况

（一）肺结核支付方式改革方案的设计

1. 吴忠市肺结核支付改革实施方案确定的原则和目的　吴忠市肺结核支付方式改革遵循项目总体设计的原则和目标执行。通过医保对医院所提供的医疗服务、药品及材料等费用按照病种单元等进行打包支付，以促使医疗机构转变行为，提升医疗服务质量，控制医疗费用，缓解医保资金的运行压力。

2. 确定肺结核住院服务按病种付费的支付改革模式　中盖结核病项目三期《肺结核诊疗筹资与支付方式改革实施指导意见》明确提出，支付方式改革要融入当地基本医保支付改革设计框架；按照肺结核临床特征和类型可选择单病种或疾病诊断相关组付费等支付方式；根据各地肺结核患者诊治服务模式，就诊较为分散的地区可分别实行门诊按人头和住院按病种付费。

将吴忠市肺结核支付方式改革融入当地医保支付改革框架，确定了吴忠市人民医院肺结核住院治疗按疾病诊断分组付费的方式进行定额付费。吴忠市医保住院支付方式改革采取混合支付的模式，主要探索了住院服务的单病种付费、按床日付费和总额预付的混合付费方式。其中，按床日付费只针对精神分裂症，对单病种付费外的付费采取总额预付为主。鉴于吴忠市正在推进单病种付费的改革模式，因此，在吴忠市医保、医院、卫计局、专家组的共同探讨下，选择肺结核住院服务按病种付费的方式进行支付方式改革。

3. **确定支付单元** 根据肺结核患者诊疗的特征,肺结核通常被分为普通初治肺结核、普通复治肺结核、结核性胸膜炎、耐药肺结核四组。耐药肺结核患者统一转宁夏第四人民院治疗,因此,吴忠市人民医院肺结核患者住院治疗的支付改革主要是针对普通初治肺结核、普通复治肺结核和结核性胸膜炎三个病组。

肺结核住院按病种付费为非单纯性的按单病种付费。肺结核住院按病种付费契合了吴忠市基本医保单病种付费改革的框架,但根据肺结核诊疗的特征即住院患者通常出现严重情况或者合并各种严重不良反应、并发症和合并症等,不宜采取单纯性的按单病种付费,同时也为了规避按单病种付费执行率低的问题,肺结核支付方式改革所确定的三个病组均包含了各病种可能发生的不良反应、合并症和并发症。

4. **确定支付标准**

(1) 制定适宜的、规范的肺结核诊疗临床路径:以国家标准为基础结合实际制定临床路径。为了科学测算肺结核按病种付费的支付标准、促进肺结核支付方式改革对医疗机构服务质量的规范,需要制定规范的肺结核诊疗临床路径。根据国家《肺结核门诊诊疗规范》《初治菌阳肺结核临床路径》《复治肺结核临床路径》以及《耐多药肺结核临床路径》的相关要求,参考项目制定的《肺结核患者诊疗服务包》,以及中盖结核病项目临床专家所提供的不同类型肺结核诊疗方案,吴忠市人民医院临床专家结合吴忠市人民医院肺结核的诊疗能力及肺结核患者的特征,制定了适宜于本院、符合三种肺结核诊疗特征的临床路径及本地区肺结核患者诊疗服务包,该路径包含了肺结核的诊断、门诊治疗、住院治疗全过程,并报吴忠市医保局和宁夏第四人民医院专家审核通过。

将以天为基础的普通疾病临床路径设置模式修改为以肺结核患者每次住院治疗的完整疗程为基础的临床路径模式。肺结核住院治疗时本身处于严重状态或者合并严重不良反应、合并症和并发症等,按照每日清单将无法设置有效的肺结核临床路径,而且按天设置会使得原已经在门诊进行的诊断项目、门诊治疗项目被纳入,导致费用过高的问题,如项目开始之前肺结核痰镜检(+)被纳入单病种付费,按照每日清单式路径测算出来的费用水平高达12 467元。

(2) 以临床路径为基础进行费用测算:吴忠市人民医院协同专家组依据审核通过的三种肺结核住院治疗的临床路径,结合各种不良反应和并发症的发生概率、所需要服务、当地物价水平,测算了三种疾病的全疗程(肺结核诊断、门诊治疗、住院治疗)费用水平。在结合临床路径测算费用的基础上,吴忠市医保部门、吴忠市人民医院、卫生行政主管部门及专家组共同协商讨论,确定了各病组每次住院费用支付标准。

（3）费用结算：费用结算采取基金和患者双定额支付的方式进行。双定额支付的方式对于控制肺结核治疗成本更具有效力。肺结核按病种付费分为医疗保险基金支付和参保人员自付两部分，参保人员在出院时需按规定交纳自付额及不列入单病种的费用；应由医疗保险基金支付的，协议医疗机构记账后向医疗保险经办机构申报结算。无论实际费用高于或低于支付标准，均按支付标准支付。

根据吴忠市人社关于按单病种付费患者费用结算的规定及吴忠市按单病种付费患者结算的模式，肺结核患者按病种付费结算时，采取取消自付范围与降低报销比相结合的模式结算。单病种患者住院后结算费用时，医保不再设置住院起付线，诊疗过程不受基本医疗保险药品目录、诊疗项目目录、服务设施及支付范围限制，同时在非单病种付费病种报销方案的基础上降低报销比例，城镇职工医保单病种付费下降 10 个百分点，城乡居民医保下降 20 个百分点。

（二）肺结核支付方式改革实施方案

吴忠市卫计局积极协调人社、发改、财政、医保等部门，沟通促成肺结核按病种付费结算模式。经之前与专家组协商讨论，鉴于吴忠肺结核的门诊补偿可能纳入门诊大病保障范畴的情况，吴忠市肺结核支付改革主要聚焦在住院服务，同时由于耐药性肺结核数量较少，不纳入支付方式改革范围，最终确定将普通初治肺结核、普通复治肺结核及结核性胸膜炎三种类型肺结核疾病纳入支付方式改革。

据此，吴忠市人民医院协同专家制订三种肺结核住院治疗的临床路径，通过测算和谈判协商，确定了三种疾病的费用支付标准。2017 年 11 月，吴忠市人社局积极与市卫计局、财政局联合印发的《关于将"普通初治肺结核、普通复治肺结核、结核性胸膜炎"纳入按病种付费的通知》（吴人社发〔2017〕371号）正式出台，将普通初治肺结核、普通复治肺结核、结膜性胸膜炎等三个病种纳入单病种付费结算范围（见表 6-30）。

表 6-30　吴忠市肺结核分组定额支付标准

序号	肺结核分组	支付标准（元）
1	普通初治肺结核（住院）	6 349.22
2	普通复治肺结核（住院）	6 449.00
3	结核性胸膜炎诊断加诊疗（住院）	6 965.50

注：肺结核确诊即须备案，备案后按单病种付费有关政策报销，备案时必须明确分型。

（三）肺结核相关保障政策调整

1. **肺结核纳入门诊大病政策**　2018年,根据宁夏回族自治区的统一门诊大病政策,将肺结核纳入城乡居民医保和城镇职工医保门诊大病保障范围。肺结核门诊大病报销起付线为500元,根据肺结核的疾病分型,确定了年度最高支付限额(见表6-31)。根据患者参保所选择的档位按照不同比例报销,城乡居民医疗保险一档、二档、三档的报销比例分别为50%、60%、65%,城镇职工报销比例为75%。

表6-31　宁夏回族自治区肺结核门诊大病最高支付限额(元)

病种分组		城乡居民	城镇职工
普通肺结核	初治	1 700	2 400
	复治	1 800	2 600
耐药肺结核	单耐异烟肼	4 200	6 000
	耐多药	18 000	26 000
	广泛耐药	28 000	40 000

2. **基本医疗保险住院报销政策**　实施按病种付费的肺结核住院患者,其住院报销标准按照表6-23和表6-30执行。无论肺结核住院患者的实际住院总费用是多少,患者只需定额支付医保报销后的部分费用。患者自付额度计算方式以城镇职工医保普通初治肺结核患者为例,其计算方法见公式6-4。

$$肺结核患者自付费用水平 = 初治肺结核定额支付标准(6\,349.22\,元) - 医保报销比(80\%) \times 初治肺结核定额支付标准(6\,349.22\,元) \quad (公式6\text{-}4)$$

3. **耐药肺结核患者住院药物治疗补助政策**　耐药肺结核患者集中转至宁夏第四人民医院住院治疗,其治疗药物费用先由各类医保政策报销,剩余费用由专项再予以补助(专项经费由自治区卫生计生委、财政厅统筹)。

4. **大病保险政策**　将贫困肺结核患者大病保险报销起付线由8 400~9 500元下调至3 000元,对贫困肺结核患者大病保险报销比例在普惠性的基础上再提高5个百分点。

5. **财政兜底政策**　吴忠市根据本市肺结核患者的发病率、治疗费用水平、医保报销比例及民政救助水平,测算出财政出资210万元,实行对肺结核患者自付费用再次予以补助的兜底政策,基本可以实现肺结核患者免费治疗。

（四）实施组织保障

吴忠市医保局加强对定点医疗机构按病种付费的监管。按病种付费结算时，需与肺结核患者签署按病种付费协议，让需方能明明白白消费，可以直接参与对医疗机构的监管，提高供方监管的效率。吴忠市规定出院后 15 天内因同一疾病再次入院率超过 3% 以上者将启动问责程序，对违规者给予降低单病种配套资金比例的处罚，以控制分解住院病例的发生；对于医疗机构提出的目录外服务的费用不得向患者再次收取。

（程 斌 高广颖 陈迎春）

第七章
肺结核筹资和医保支付方式改革成效

浙江省桐乡市、吉林省德惠市和宁夏回族自治区吴忠市三个试点地区开展的肺结核支付方式改革都结合了基本医疗保险及其他筹资相关政策的改革。经过 6 个月的试运行或者空转运行后，专家组分别对三个试点地区肺结核筹资和支付方式改革运行效果进行评估。本章详细分析评价三个试点地区肺结核筹资和支付方式改革的综合成效，总结经验教训，并为进一步完善和推广肺结核支付方式改革提出政策建议。

第一节　浙江桐乡肺结核医保支付方式改革试点效果评估

一、肺结核支付方式改革试点进展

浙江省桐乡市于 2017 年 7 月 1 日正式开始在桐乡市第一人民医院开展肺结核支付方式改革试运行。运行半年后，专家组对桐乡第一人民医院肺结核支付方式改革试点运行情况进行现场评估，将 2017 年下半年在桐乡市第一人民医院治疗的肺结核患者数据与 2017 年上半年和 2016 年的肺结核患者情况进行比较。2018 年 1 月，根据专家的评估结果和建议，桐乡市优化了肺结核支付方式改革方案，并正式开始实施优化后的肺结核支付方式改革方案。

2016—2017 年，在桐乡市第一人民医院门诊治疗的肺结核患者共有 1 506 人，其中：城乡居民 322 人，城镇职工 272 人，自费患者（即无本地医保的外来人员）多达 912 人（占 60.68%）；住院治疗的肺结核患者 166 人，其中，城乡居民 47 人，城镇职工 26 人，自费患者 93 人（占 56.36%）。2016 年和 2017 年上、下半年治疗人次数和人数见表 7-1。

表 7-1　2016—2017 年桐乡市第一人民医院肺结核患者治疗人数及人次数

就诊方式	医保类型	人次数（人次）			人数（人）		
		2016 年	2017 年 1~6 月	2017 年 7~12 月	2016 年	2017 年 1~6 月	2017 年 7~12 月
门诊	城乡居民	868	291	256	189	78	55
	城镇职工	677	231	241	148	70	54
	自费患者	1 803	573	660	490	218	204
	合计	3 348	1 095	1 157	827	366	313
住院	城乡居民	25	12	14	23	12	12
	城镇职工	18	9	7	15	7	4
	自费患者	135	44	27	45	22	26
	合计	178	65	48	83	41	42

注：另有 11 人数据缺失。

二、肺结核支付方式改革运行效果分析与评价

（一）人均就医次数的变化

2017 年，在桐乡市第一人民医院门诊治疗的肺结核患者人均就诊 3.32 次，较 2016 年降低了 18%；肺结核住院患者的人均就医 1.36 次，也较 2016 年降低。肺结核支付方式改革后（7~12 月），城乡居民和城镇职工门诊和住院人均就医次数较改革前（1~6 月）均有增加（见表 7-2）。

表 7-2　2016—2017 年桐乡市第一人民医院肺结核患者人均就医次数（次/人）

就诊方式	医保类型	2016 年	2017 年	其中：1~6 月	7~12 月
门诊	城乡居民	4.59	4.11	3.73	4.65
	城镇职工	4.57	3.81	3.30	4.46
	自费患者	3.68	2.92	2.63	3.24
	合计	4.05	3.32	2.99	3.70
住院	城乡居民	1.09	1.08	1.00	1.17
	城镇职工	1.20	1.45	1.29	1.75
	自费患者	3.00	1.48	2.00	1.04
	合计	2.14	1.36	1.59	1.14

（二）肺结核患者住院情况

1. 住院率的变化　2017年,桐乡市第一人民医院肺结核患者住院率为10.89%,其中,城乡居民参保患者住院率为15.29%,肺结核支付方式改革后(7~12月),城乡居民住院率较改革前(1~6月)提高了4.58个百分点;城镇职工参保患者住院率为8.15%,改革后较改革前降低了2.19个百分点(见表7-3)。由此可见,桐乡市第一人民医院肺结核患者住院率始终控制在较为理想的低水平。

表7-3　2016—2017年桐乡市第一人民医院肺结核患者住院情况分析

项目	医保类型	2016年	2017年	其中:1~6月	7~12月
住院率(%)	城乡居民	10.85	15.29	13.33	17.91
	城镇职工	9.20	8.15	9.09	6.90
	自费患者	8.41	10.21	9.17	11.30
	合计	9.12	10.89	10.07	11.83
平均住院天数(天)	城乡居民	11.18	11.61	11.16	12.06
	城镇职工	9.81	9.50	8.39	11.44
	自费患者	9.05	9.84	10.96	8.90
	合计	9.78	10.31	10.58	10.04
平均年龄(岁)	城乡居民	65.30	65.04	58.00	72.08
	城镇职工	51.73	54.64	46.86	68.25
	自费患者	35.22	37.90	37.14	38.54
	合计	46.54	47.96	44.90	50.95

2. 住院天数的变化　2017年,肺结核住院患者平均住院10.31天。肺结核支付方式改革后(7~12月),城乡居民参保患者平均住院12.06天,较改革前延长了0.9天;城镇职工参保患者平均住院11.44天,较改革前延长了3.05天(见表7-3),主要与患者病情严重有关,可见下文住院次均费用分析。桐乡市第一人民医院肺结核患者平均住院天数基本控制在临床诊疗路径要求(普通肺结核14天、单耐异烟肼21天)的天数内。

3. 住院患者年龄的比较　从住院肺结核患者的年龄来看,2017年7~12月城镇职工参保患者的平均年龄比2017年1~6月的住院患者平均年长了21.39岁;2017年7~12月城乡居民住院患者的平均年龄也比2017年1~6月的患者平均年长了14.08岁(参见表7-3)。由此可见,肺结核支付方式改革后

（7~12月）住院患者的年龄普遍较改革前大，年长肺结核患者的并发症和合并症也相对较多，这也是导致住院天数和医疗费用增加的主要原因。

（三）肺结核临床分组患者人数

参保肺结核患者多为普通初治肺结核，且以门诊治疗为主。2016年和2017年上半年、下半年肺结核临床路径分组治疗的患者人数参见表7-4。

表7-4 2016—2017年桐乡市第一人民医院肺结核各组参保患者人数（人）

就诊方式	医保类型	临床分组	2016年	2017年	
				1~6月	7~12月
门诊	城乡居民	普通初治	160	63	37
		普通复治	9	5	5
		结核性胸膜炎	19	9	12
		单耐异烟肼	1	1	1
	城镇职工	普通初治	128	61	41
		普通复治	4	3	4
		结核性胸膜炎	16	6	9
		小计	337	148	109
住院	城乡居民	普通初治	18	6	7
		普通复治	0	6	1
		结核性胸膜炎	4	0	4
		单耐异烟肼	1	0	0
	城镇职工	普通初治	11	7	3
		普通复治	0	0	1
		结核性胸膜炎	4	0	0
		小计	38	19	16

（四）肺结核患者医疗费用和自付费用比例

1. 门诊人均费用和自付费用比例的变化　2017年下半年，城乡居民和城镇职工的门诊人均费用较上半年高，但患者的自付费用均明显降低，自付比例较上半年降低了50%，且均低于30%，达到项目目标要求（参见表7-5）。门诊人均费用均低于定额支付标准，主要由于大多数患者的疗程尚未结束。

表 7-5 2016—2017 年桐乡市第一人民医院肺结核参保患者人均门诊费用

医保类型	就诊时间	临床分组	人均费用（元）	人均自付费用（元）	自付比例（%）
城乡居民	2016 年	普通初治	1 352.26	691.24	51.12
		普通复治	1 641.79	775.58	47.24
		结核性胸膜炎	1 106.39	646.62	58.44
		单耐异烟肼 *	3 213.87	1 124.13	34.98
	2017 年 1~6 月	普通初治	1 218.14	715.95	58.77
		普通复治	533.01	356.16	66.82
		结核性胸膜炎	986.19	645.64	65.47
		单耐异烟肼 *	5 071.12	2 228.76	43.95
	2017 年 7~12 月	普通初治	1 845.71	492.90	26.71
		普通复治	2 599.08	638.42	24.56
		结核性胸膜炎	2 070.84	601.27	29.03
		单耐异烟肼 *	2 300.36	517.38	22.49
城镇职工	2016 年	普通初治	1 434.24	321.49	22.42
		普通复治	3 379.19	1 167.73	34.56
		结核性胸膜炎	884.27	299.03	33.82
	2017 年 1~6 月	普通初治	958.87	171.76	17.91
		普通复治 *	3 786.27	1 496.12	39.51
		结核性胸膜炎	1 932.55	796.62	41.22
	2017 年 7~12 月	普通初治	1 475.38	141.67	9.60
		普通复治	1 886.41	159.42	8.45
		结核性胸膜炎	1 964.24	308.55	15.71

注：* 单耐异烟肼肺结核、普通复治肺结核患者均为 1 例，不能反映平均水平。

根据肺结核临床路径，肺结核患者疗程一般在 6 个月及以上，按 2017 年上半年和下半年的分析难以反映门诊全疗程费用情况。为了分析肺结核患者门诊全疗程费用水平，选取 2016—2017 年门诊就诊次数 6 次及以上，且疗程达到 6 个月及以上的门诊治疗患者共计 184 人,其中,普通初治肺结核患者占 82.61%,普通复治肺结核患者占 5.43%,结核性胸膜炎患者占 11.41%,单耐异烟肼肺结核患者仅 1 例。患者人数最多的普通初治肺结核组人均医疗费用略低于定额标准,人数较少的城镇职工普通复治和单耐异烟肼肺结核患者的人均门诊费用高于定额标准(见图 7-1)。根据大数法则,肺结核临床分组人数越多越能准确反映该组医疗费用平均水平。普通初治肺结核组人数最多,人均医疗费用非常接近定额标准,说明定额标准的测算比较准确。普通复治和单耐异烟肼肺结核组因患者人数较少,平均医疗费用的偏差可能较大。

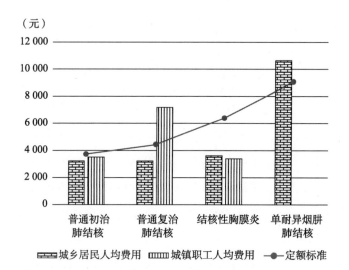

图 7-1 2016—2017 年桐乡市第一人民医院门诊全疗程肺结核患者医疗费用水平

针对 2016—2017 年间在桐乡市第一人民医院门诊治疗时间跨度在 6 个月及更长、门诊就诊 6 次及以上的肺结核患者,且最后一次治疗在 2017 年的患者医疗费用情况进行了重点分析。2016—2017 年跨年门诊治疗的普通初治肺结核患者 82 人(其中 72.7% 的患者是在上半年结束治疗),平均费用 3 755 元(与支付方式改革普通肺结核初治门诊人均定额标准极为接近),人均就诊 11 次,自付比例 35%。在 2017 年本年度内治疗的患者 21 人(其中只有 1 位是在上半年结束治疗的患者),人均费用 3 455 元,人均就诊 8 次,自付比例 25%。在两组患者中,2017 年的患者平均医疗费用较低,且患者自付比例明显降低(见表 7-6)。其他 3 个分组由于病例较少,易有偏差,难以准确分析判断。

表 7-6　2016—2017 年桐乡市第一人民医院门诊全疗程肺结核参保患者费用分析

医保类型	临床分组	2016—2017 年跨年				2017 年			
		人数(人)	人均费用(元)	自付比例(%)	人均就诊次数(次)	人数(人)	人均费用(元)	自付比例(%)	人均就诊次数(次)
城乡居民	普通初治	42	3 617	52	11	12	3 645	36	9
	普通复治	2	2 456	52	14	3	3 863	26	17
	结核性胸膜炎	6	3 729	50	11	5	3 920	34	8
	单耐异烟肼	1	10 585	37	23	—	—	—	—
城镇职工	普通初治	40	3 901	19	12	9	3 203	8	8
	普通复治	4	7 231	33	16	—	—	—	—
	结核性胸膜炎	4	3 637	39	13	3	3 104	17	10
合计	普通初治	82	3 755	35	11	21	3 455	25	8
	普通复治	6	5 639	36	15	3	3 863	26	17
	结核性胸膜炎	10	3 692	46	12	8	3 614	28	9
	单耐异烟肼	1	10 585	37	23	—	—	—	—

2. 住院次均医疗费用和自付费用比例的变化　2016—2017 年,住院患者共计 38 例,住院患者人数较少,加之,按临床路径分组后,各组病例数就更少,平均费用的偏差较大。从病例数较多的普通肺结核初治患者的医疗费用来看,肺结核支付方式改革后(2017 年 7~12 月),城乡居民住院次均费用较改革前(1~6 月)略低,城镇职工住院次均费用则比改革前增高。肺结核住院患者的自付费用均明显降低,自付比例均低于 30%,尤以城镇职工的自付比例最低(参见表 7-7)。专家组到桐乡市第一人民医院现场审核了 2017 年 7~12 月的 21 份住院病历,实为 16 个病人,有一患者住院 3 次,另有 3 名患者分别住院两次。经临床专家审核认定住院患者病情均较严重,并发症多,其中 1 病例诊断多达 11 个,1 位菌阳患者因咯血、肺内感染及糖尿病等反复住院 3 次,还有 2 位患者并发心力衰竭等,都必须住院治疗,完全不存在门诊转住院的现象。由于有些患者的主要治疗并非抗结核治疗,有些患者并发心力衰竭等不涵盖在桐乡并发症服务包内,有些患者病情过于严重,专家组建议可出路径处理。

表7-7 2016—2017年桐乡市第一人民医院肺结核参保患者次均住院费用

医保类型	就诊时间	临床分组	次均费用（元）	次均自付费用（元）	自付比例（%）
城乡居民	2016年	普通初治	7 692.84	1 918.03	24.93
		普通复治			
		结核性胸膜炎	4 016.62	1 357.27	33.79
		单耐异烟肼 *	6 505	1 977	30
	2017年1~6月	普通初治	9 268.34	2 584.05	27.88
		普通复治	6 116.04	1 780.43	29.11
		结核性胸膜炎	4 457.26	1 465.45	32.88
		单耐异烟肼	—	—	—
	2017年7~12月	普通初治	9 076.41	1 843.65	20.31
		普通复治 *	11 353	4 560	40
		结核性胸膜炎	14 022.20	3 354.51	23.92
		单耐异烟肼	—	—	—
城镇职工	2016年	普通初治	5 786.69	966.12	16.70
		普通复治			
		结核性胸膜炎	5 987.51	1 556.38	25.99
	2017年1~6月	普通初治	11 625.10	1 372.04	11.80
		普通复治	—	—	—
		结核性胸膜炎	—	—	—
	2017年7~12月	普通初治	14 321.13	1 362.74	9.52
		普通复治 *	3 536.96	93.21	2.64
		结核性胸膜炎	—	—	—

注:* 单耐异烟肼肺结核、普通复治肺结核患者均为1例,不能反映平均水平。

（五）肺结核患者就医流向

桐乡市县、市、省三级肺结核定点医院分别为:桐乡市第一人民医院、嘉兴市医院、杭州市红会医院。2016—2017年,从肺结核患者的门诊就医流向来看,大多数肺结核患者主要在桐乡市第一人民医院就诊,约占84%;其次为在省级其他医院或省外就诊的其他患者,人数占比变化不大。2017年下半年在桐乡市第一人民医院门诊就诊人数占比较上半年略低,在杭州市红会医院就诊人

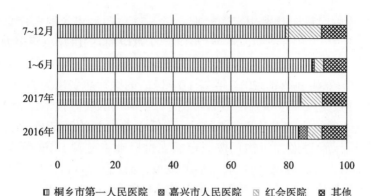

图 7-2 2016—2017 年桐乡市参保肺结核患者门诊就诊流向

数比例略有增加(见图 7-2)。

从住院就医流向来看,肺结核患者仍主要分布在桐乡市第一人民医院,约占 40% 左右,其次为嘉兴市医院(2016 年嘉兴市医院的数据明显缺失)。2017 年住院病人较上年略有向上级医院流动趋势,2017 年 7~12 月嘉兴市医院和杭州市红会医院的住院人数占比略有增加,但在省级其他医院或省外住院的其他患者比例明显减少(见图 7-3)。

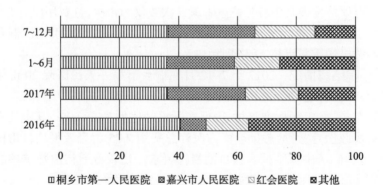

图 7-3 2016—2017 年桐乡市参保肺结核患者住院就医流向

(六)桐乡市基本医保基金运行效果分析

1. 门诊结算情况 由于门诊是按肺结核患者人头全疗程定额付费,而肺结核患者疗程多在 6 个月以上,在 2017 年 7~12 月半年间能实际完成疗程的患者并不多,因此,桐乡市医保管理经办机构将在 2016 年或 2017 年上半年开始疗程,2017 年下半年完成疗程的门诊患者共计 27 位普通初治肺结核患者,都按照改革后门诊医疗费用定额标准支付。27 位门诊患者的医疗总费用为 96 024 元,其中,发生在支付改革前(2017 年 7 月以前)的医疗总费用为 59 453 元,医保管理经办机构已经按照改革前的政策实际报销了 34 682 元,实际报销比为 58.34%;发生在改革(2017 年 7 月 1 日)后的医疗总费用为 36 571 元,医保管理经办机构按照改革后的政策报销了 27 440 元,实际报销比为 75.03%。27 位门诊患者的人均费用为 3 556.46 元,低于普通初治肺结核的定额标准 3 760 元,医保管理经办机构仍按照定额支付标准将差额 5 496 元奖励给医院(见表 7-8)。由此可见,按照改革后的政策,门诊患者自付比例已由改革前 40.64% 降至改革后 24.97%,达到了中盖结核病项目的目标要求。

表 7-8 2017 年桐乡市医保对 27 位完成门诊疗程肺结核患者费用结算表

时间	医疗总费用(元)	医保报销额(元)	患者自付额(元)	自付比例(%)	支付标准(元)	差额(元)
2017 年 1~6 月	59 453	34 682	24 161	40.64	—	—
2017 年 7~12 月	36 571	27 440	9 131	24.97	—	—
合计	96 024	62 122	33 292	34.67	101 520	5 496

根据桐乡市第一人民医院的数据分析,27 位门诊患者的人均就诊次数为 8.33 次。但评估发现其中有三位患者就诊次数仅为 1 次,且费用仅有 200~500 多元,并不符合普通初治肺结核患者的临床疗程,因此,专家组建议桐乡市医保管理经办机构重新审核,予以剔除。

2. 住院结算情况 2017 年 7~12 月在桐乡市第一人民医院 20 份住院病历中,桐乡市医保管理经办机构最终确定为 11 份病历按病种结算,且均为普通初治肺结核,按定额标准支付,医保实际报销比例为 68.60%,其中仅有 1 位患者获得民政医疗救助,救助金额占医疗总费用 2.75%,患者平均自付比例为 28.65%,也达到了中盖结核病项目的目标要求。比较普通初治肺结核的定额标准与实际医疗费用,医保奖励医院 694.26 元的差额(见表 7-9)。

表 7-9 2017 年桐乡市医保对肺结核住院患者费用结算表

人次数(人次)	医疗总费用(元)	医保报销额(元)	医疗救助额(元)	患者自付额(元)	自付比例(%)	支付标准(元)	差额(元)
11	64 095.74	43 969.88	1 761.5	18 364.36	28.65%	64 790	694.26

3. 医保基金支出中肺结核患者报销支出情况 根据桐乡市人社局的医保数据分析,2017 年桐乡市医保对第一人民医院肺结核参保患者医疗费用的报销支出占医保基金当年总支出的 0.37‰(其中,城镇职工和城乡居民分别

占当年基金支出的 0.32‰、0.45‰),与 2016 年肺结核参保患者医疗费用的报销支出占医保基金当年总支出的 0.36‰比较,变化不大。

三、肺结核患者疾病经济负担和政策知晓率分析

(一) 基本情况

2018 年,对在桐乡市第一人民医院门诊就诊的肺结核患者进行问卷调查。61 名调查对象平均年龄为 47 岁,年龄最小者为 17 岁,最大者为 80 岁;以男性为主,占 70.49%;文化程度以初中为主(35%);患者家庭人均收入 3 万元以上的患者占 49.18%,20 000~24 999 元的占 22.95%,15 000~19 999 元的占11.48%。

医保类型以城乡居民基本医疗保险(45.90%)和城镇职工基本医疗保险(32.79%)为主,另有 3 人为公费医疗,2 人为商业保险,1 人为自费,7 人外地新型农村合作医疗参保患者。

(二) 疾病分组和治疗情况

调查对象以普通初治肺结核患者为主,占 73.77%,结核性胸膜炎占13.11%,普通复治肺结核 4 人,有 2 人治疗疾病为结核病以外的疾病。有 5 名患者家人也患有肺结核,其中 4 人是由家人传染而患肺结核。另有 4 名患者因工作地点其他患病人员传染而患病。

调查对象按就诊方式为全门诊治疗的患者(占 54.1%)、"门诊 + 住院"治疗的患者(占 45.9%),无单纯住院治疗的患者。调查对象服药依从性总体比较好,只有 3 人没有按时购买治疗药物,3 人偶尔没有按时服药。

(三) 肺结核患者疾病经济负担分析

本次问卷调查肺结核患者的直接疾病经济负担(包括:直接医疗费用和直接非医疗费用)与间接疾病经济负担。直接医疗费用为患者在医院就诊的诊疗费用和患者自行购买保肝药等费用,直接非医疗费用为就医交通费、住宿费和额外营养费。间接疾病经济负担为患者及其家属的误工费等。所有费用数据由患者填写调查问卷获取,可能存在回忆偏倚。

1. 直接疾病经济负担　根据调查问卷,被调查肺结核患者的直接医疗费用均为在医院诊治的医疗费用(无自行购买保肝药等费用),约占总费用的57%。直接非医疗费用均为交通费(无住宿费和额外营养费),约占总费用的2%。

被调查肺结核患者中城镇职工参保患者与城乡居民参保患者人均医疗费

用较为接近,城镇职工参保患者自付比例(11%)明显低于城乡居民参保患者(29%),证实了参保患者自付费用比例均低于30%(见表7-10)。

表7-10　各类医疗保险参保肺结核患者医疗费用及自付水平

医保类型	人数(人)	人均医疗费用(元)	人均自付费用(元)	自付比例(%)
城镇职工	20	8 640	915	11
城乡居民	28	8 366	2 426	29
公费医疗	3	65 217	557	1
商业保险	2	10 465	400	4
外地医保	7	6 557	3 643	56

2. 间接疾病经济负担　根据调查问卷,被调查肺结核患者间接费用主要为患者的误工费用,占总费用的34%;其次为家属误工费用,占总费用的7%。

总而言之,若以医疗费用和非医疗费用来划分被调查肺结核患者的疾病经济负担,可见医疗费用占57%,非医疗费用占43%(见图7-4)。由此可见,在肺结核患者就医过程中,医疗以外的相关费用也为患者带来较为沉重的经济负担,其中21.3%的患者非医疗费用甚至高于医疗费用。

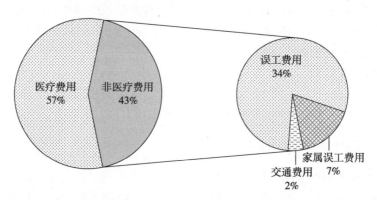

图7-4　桐乡市第一人民医院被调查的肺结核患者疾病经济负担构成

比较全门诊治疗和门诊+住院治疗的患者疾病经济负担,门诊+住院治疗的患者医疗费用及各项相关费用均高于全门诊治疗的患者(见图7-5),提示在门诊治疗的患者直接经济负担和间接经济负担均远低于住院治疗的患者。

(四) 政策知晓率

调查对象中城镇职工医保和城乡居民医保参保肺结核患者共48人,对于肺结核医保报销政策的知晓度,30% 城镇职工医保患者清楚了解报销政策,

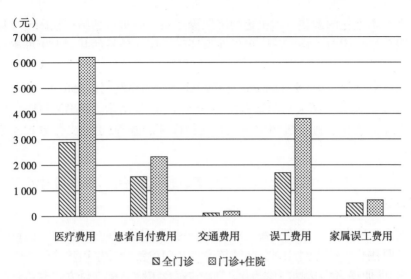

图 7-5 桐乡市第一人民医院不同就诊方式肺结核患者的疾病经济负担比较

25% 城乡居民医保患者清楚了解报销政策，不清楚报销政策的患者人数超过三分之一（见表 7-11），其中，1 人认为治疗效果有改善，其他人对医疗服务质量的变化、治疗效果的变化和医疗费用负担变化的感知不明显，可能由于患者并不了解改革前相关情况。

表 7-11　不同医保类型肺结核患者对医保报销政策知晓率

医保类型	清楚		一般		不清楚	
	人数（人）	构成（%）	人数（人）	构成（%）	人数（人）	构成（%）
城镇职工医保	6	30.00	6	30.00	8	40.00
城乡居民医保	7	25.00	10	35.71	11	39.29
合计	13	27.08	16	33.33	19	39.58

四、肺结核支付方式改革成效

（一）建立了基于肺结核临床诊疗路径测算医疗费用的方法，为确定肺结核支付标准提供科学依据

桐乡市在国家级专家制订的肺结核临床分组诊疗路径基础上，根据桐乡市第一人民医院的实际服务能力和当地患者的临床特点，将肺结核临床诊疗

路径进行本土化的调整。本土化的临床诊疗路经归集了肺结核临床全疗程治疗的服务量和收费价格,因此,可以在保证医疗服务质量的基础上更准确地计算肺结核的治疗成本,为确定肺结核支付标准提供科学依据。以普通初治肺结核门诊全疗程为例,浙江桐乡普通初治肺结核测算费用(3 758 元)与2016—2017 年综合统计分析人均门诊费用(3 755 元)相差无几。准确测算医疗费用是医保经办机构和医疗机构协商谈判支付标准的基础,也是支付方式改革的关键。

(二)肺结核支付方式改革促使患者选择门诊治疗,患者自付经济负担明显减轻

桐乡市门诊肺结核按人头全疗程定额付费,取消了门诊起付线,门诊费用报销参照住院报销比例,因此,肺结核患者在门诊治疗的报销政策较住院治疗更优惠,促使患者多选择门诊治疗。加之,桐乡市肺结核支付方式改革将肺结核常规检查和常用药物均纳入报销目录,基本没有目录外费用,因此,患者自付经济负担明显减轻,2017 年下半年所有门诊和住院患者的自付比例较2017年上半年和2016 年降低了50% 以上,取得了显著成效,实现了肺结核患者自付比例低于30% 的项目目标要求。

(三)定点医疗机构服务行为规范,医疗费用水平控制较好

桐乡市第一人民医院的肺结核患者总体住院率始终控制在15% 以下的低水平。开展肺结核支付方式改革后,其中城镇职工参保患者住院率仍下降明显,城乡居民参保患者的住院率虽略有上升,根据临床专家确认主要由于改革后住院患者的病情均较严重,年龄偏大,且并发症多,完全不存在门诊转住院的现象;平均住院天数都控制在12 天左右,临床专家审核病例认为医疗服务行为比较规范。此外,桐乡市第一人民医院肺结核医疗费用已经控制在较为合理的水平,改革后医疗费用仍稍有降低。以病例数最多的普通初治肺结核为例,城乡居民门诊全疗程医疗费用改革前后基本持平,城镇职工门诊全疗程医疗费用稍有降低;城乡居民次均住院费用稍有降低,仅城镇职工次均住院费用有所增高,究其原因,改革后轻症患者转门诊治疗,城镇职工住院率下降,留在住院治疗的患者年老且病情均较为严重。

(四)支付方式改革配合医院内部绩效改革,保障了医生和医院的利益

由于肺结核患者多在门诊治疗,必然影响医院感染科的收入。桐乡市第一人民医院对感染科的绩效实行医院平均奖,保证医生绩效奖金不与科室收入挂钩,避免了医生为提高科室收入、多收治患者住院治疗的现象。同时,由

于门诊和住院都按照定额付费,医保结算时对桐乡市第一人民医院费用低于定额标准的均予以了奖励,不仅鼓励医院主动控制费用,同时也保证医院的收益不受影响。

（五）肺结核支付方式改革后对医保基金影响不大,医保基金可承受

肺结核支付方式改革后,取消了门诊起付线,将门诊费用按住院的比例报销,并将肺结核常规检查和常用药物均纳入报销目录。从政策角度来看,医保基金针对每个门诊病人的报销支出必然增加。但随着住院病人的减少、医疗总费用的降低,医保基金对肺结核患者的总体报销支出变化不大。2017 年,对桐乡市第一人民医院的肺结核参保患者医疗费用报销支出总额仅占当年医保基金总支出额的 0.37‰,较 2016 年的 0.36‰略有增加,说明肺结核支付方式改革对医保基金的影响并不大,医保基金完全可以承受。

（六）肺结核适宜的支付方式改革模式初步建立,实现了肺结核患者的全覆盖

浙江省各级卫生部门、人社部门和疾病预防控制中心分管领导非常重视肺结核支付方式改革,桐乡市卫生计生局、人社局、疾病预防控制中心、第一人民医院等多部门和机构的共同努力和积极推进,桐乡市初步建立了适宜肺结核临床特点和当地服务提供模式的肺结核支付方式改革模式。桐乡市肺结核支付方式改革在城镇职工和城乡居民医保中同步推进,因主治疗为非抗结核治疗、中途上转未完成治疗以及服务包外并发症等因素出路径的患者仅占3.7%,基本实现了肺结核患者的全覆盖。

综上所述,桐乡市肺结核支付方式改革呈现患者受益、医院利益有保障和医保基金可承受的三方共赢局面。

五、问题与建议

（一）存在的问题

1. 肺结核支付方式改革相关配套政策有待进一步加强与完善。评估发现个别肺结核患者住院 3 天后转上级医院继续治疗,少数患者不以抗结核为主治疗的患者均未做出路径处理,仍按定额标准支付;一些门诊全疗程患者仅就诊 1 次应排除的,仍按全疗程定额标准支付等问题。由此可见,桐乡市第一人民医院出、入肺结核临床路径的标准和医保经办机构结算审核机制都有待进一步加强与完善。

2. 门诊报销目录难以随着临床进药的变化及时调整。桐乡市开展肺结

核支付方式改革时,扩大了门诊报销目录,将对临床必需的针对性治疗药品和诊疗项目全部纳入门诊报销目录。在试运行的半年内,取得显著效果,患者自付费用比例明显降低。2018年正式运行后,常规监测发现由于桐乡市第一人民医院一些新进抗结核药不在门诊报销目录内或者乙类药占比增加等,肺结核患者的自付费用比例略有回升。虽然桐乡市对完成疗程的肺结核患者予以300元补助,将肺结核患者的自付比例仍控制在30%以下。但是,这一现象提示门诊报销目录不可能随着医院进药的变化而频繁调整,从政策的稳定性和持续性的角度来看,扩大门诊报销目录不如取消门诊报销目录限制。

3. 肺结核支付改革的政策宣传尚不到位,患者略有向上级医院流动的趋势。从患者问卷调查的结果来看,肺结核患者对支付改革的政策知晓率不高,可见宣传尚不到位,没有起到吸引患者的作用。虽然门诊肺结核患者主要还是集中在桐乡市内治疗,但是略有向上级医院流动的趋势;在嘉兴市医院和杭州市红会医院住院治疗的肺结核患者也有增加的趋势。嘉兴市医院和杭州市红会医院的医疗费用水平较桐乡市第一人民医院高,外流患者增加必定会增加肺结核患者个人和医保基金的负担。

(二) 政策建议

1. 优化整合肺结核临床路径,合理调整肺结核的支付标准。目前的肺结核临床路径分成9组,即:诊断服务包、普通初治肺结核、普通复治肺结核、结核性胸膜炎、单耐异烟肼的门诊和住院诊疗路径。通过半年试运行证实桐乡市肺结核以普通初治病例为主,普通复治病例较少;且普通复治肺结核的治疗方法和疗程与普通初治肺结核相似,医疗费用也相差不大,因此,建议分别整合普通初治肺结核和普通复治肺结核的门诊和住院分组,合理确定普通肺结核门诊全疗程定额标准和住院定额标准,同时取消门诊报销目录,便于肺结核支付方式改革的推广。

桐乡市根据评估建议优化了肺结核支付方式改革方案,将普通初治肺结核和普通复治肺结核的门诊和住院费用支付标准按照患者人数比例进行合并(见表7-12),优化后的方案从2018年开始正式实施。

表 7-12　桐乡市第一人民医院肺结核支付方式改革优化方案

肺结核分组	门诊支付标准(元 / 人)	住院支付标准(元 / 人次)
普通肺结核	4 100	6 100
结核性胸膜炎	6 430	6 940
单耐异烟肼	9 090	6 360

2. 建立电子化临床路径管理系统,加强临床路径执行和结算审核机制。

为了加强临床路径执行和结算审核机制,可建立电子化临床路径管理系统。桐乡市第一人民医院已经开发了外科和眼科一些病种的电子化临床路径,建议将肺结核分组路径尽快整合到医院信息系统,开展规范化的肺结核临床路径管理。肺结核支付方式改革应结合临床路径管理,明确出、入临床路径的标准,由定点医疗机构、疾病预防控制中心和医保管理经办机构协商决定,建立严格的审批流程。具体建议如下:

(1) 肺结核为第一诊断应是抗结核为主要治疗的病例(如:抗结核治疗的费用占比大于50%)。由于肺结核是呼吸道传染病的特殊性,不少其他科的患者一旦查出结核杆菌阳性必须转到感染科,现场核查病例时就发现由心内科转入的扩张性心肌病的患者,其医疗费用以心内科治疗为主。若抗结核治疗费用占比低于50%、由其他科室转入或转出到其他科室的患者,即以其他疾病治疗为主的患者,可考虑不进入路径或出路径处理。

(2) 以未在服务包中的并发症治疗为主的肺结核,可不进入路径。目前桐乡市的临床路径服务包涵盖咯血、气胸和肺部感染三大并发症,以及不良反应和糖尿病等,以其他并发症或合并症治疗为主的病例可不纳入。

(3) 肺结核患者因病情严重转院,未完成治疗的患者可根据治疗的天数按比例计算结算费用。

(4) 特殊病例处理:针对一些年迈、病情复杂且严重的患者,如某患者住院时间长达3个月,可由桐乡市第一人民医院感染科提出按特殊病人出路径的申请,由医院防保科和医保管理经办机构审核同意后,方可出路径结算。同时,加强出路径率的监测和控制。

3. 建立肺结核的分级诊疗和转诊制度,引导患者合理就医。要加强肺结核支付方式改革的政策宣传,吸引和留住更多的肺结核患者在桐乡市第一人民医院就诊。建立肺结核的分级诊疗和转诊制度,对于转诊患者可实行连续计算起付线政策,引导患者合理就医,减少患者外转就医。

4. 精准测算,积极宣传和推广肺结核支付方式改革试点经验。专家组评估后认为桐乡市肺结核支付方式改革运行平稳,且其肺结核支付方式改革方案完全符合浙江省深化医保支付方式改革的政策框架,因此,建议将桐乡市肺结核支付方式改革模式优化后复制推广。在精准测算的基础上,可先行在嘉兴地区推广肺结核支付方式改革试点经验,再逐步推广至全省,从而实现定点医疗机构的全覆盖,可有效降低地市级和省级定点医疗机构的医疗费用。

第二节 吉林德惠肺结核医保支付方式改革 试点效果评估

一、肺结核支付方式改革试点进展

德惠市肺结核支付方式改革工作从 2017 年 11 月 1 日开始空转运行，2018 年 6 月，专家组对德惠市传染病医院的肺结核支付方式改革空转情况进行现场评估。空转运行期间，纳入路径内治疗的肺结核患者共计 50 人，其中，全门诊患者 18 人，住院全疗程患者 32 人。全部患者中，普通初治肺结核患者 37 人，其中全门诊 17 人，门诊治疗次均费用 403.6 元，住院全疗程患者 20 人，平均住院费用 3 807.8 元。普通复治肺结核患者 6 人，全部为住院全疗程患者，平均住院费用 4 116.4 元。结核性胸膜炎患者 7 人，其中全门诊患者 1 人，次均费用 293.6 元，住院全疗程患者 6 人，平均住院费用 4 336.6 元（见表 7-13）。全部患者门诊次均费用为 390.5 元，平均住院费用为 3 964.8 元，自付比例约为 42%。

表 7-13 德惠市传染病医院纳入肺结核路径管理的患者医疗费用情况

项目	门诊情况			住院情况				
	全门诊人数（人）	总费用（元）	次均费用（元）	住院人数（人）	总费用（元）	平均住院天数（天）	平均住院费用（元）	患者占比（%）
普通初治	17	32 289.1	403.6	20	76 156.5	14	3 807.8	62.4
普通复治	0	2 166.4	361.1	6	24 698.5	14	4 116.4	18.8
结核性胸膜炎	1	2 642.6	293.6	6	26 019.3	12	4 336.6	18.8

评估后，专家组对德惠市的肺结核支付方式改革方案进行了调整。2018 年 7 月 1 日，德惠市传染病院肺结核支付方式改革正式运行。

二、肺结核支付方式改革运行效果分析与评价

（一）德惠市传染病医院运行效果分析与评价

1. 医院总体服务量变化情况 德惠市传染病医院是一家集预防与医疗于一体的县级公立医院，负责整个县级市的结核病患者预防与医疗工作，治疗的结核病种类包括肺结核、骨结核、肾结核、结核性脑膜炎等各种结核病，但以

肺结核为主要治疗疾病,占整个医院患者的90%以上。2015—2018年,从肺结核患者就诊人次占医院总人次的比例来看,逐年下降(见表7-14)。从就诊人次总体趋势来看,2015—2017年德惠市传染病医院的患者就诊人次逐年下降,尤其是相比于2016年,2017年患者就诊人次下降了22.46%,但2017年底实施支付方式改革后,2018年患者就诊人次增加了17.10%,呈现回升趋势,肺结核患者的就诊人次与医院所有患者的就诊人次趋势相同,2018年回升了14.23%,呈现良好态势。

表7-14　2015—2018上半年德惠市传染病医院患者就诊人次变化情况

年份	就诊人次(人次)	同比增长(%)	肺结核就诊人次(人次)	同比增长(%)	肺结核患者占总人次比例(%)
2015上半年	1 470	—	1 432	—	97.41
2016上半年	1 327	−9.73	1 304	−8.94	98.27
2017上半年	1 029	−22.46	977	−25.08	94.95
2018上半年	1 205	17.10	1 116	14.23	92.61

从不同就诊类型来看,住院和门诊患者就诊人次变化趋势与总人次变化趋势一致,均在支付方式改革后,就诊人次增加,说明支付方式改革对该医院就诊人次回升起到一定作用(见表7-15)。

表7-15　2015—2018上半年德惠市传染病医院肺结核患者就诊人次变化情况

年份	就诊总人次(人次)	住院		门诊	
		住院人次(人次)	同比增长(%)	门诊人次(人次)	同比增长(%)
2015上半年	1 432	255		1 177	
2016上半年	1 304	165	−35.29	1 139	−3.2
2017上半年	977	68	−58.79	909	−20.19
2018上半年	1 116	78	14.71	1 038	14.19

从不同就诊类型构成比来看,门诊就诊人次占总人次比例远高于住院患者,且呈增长态势,住院人次占比对应下降,在2018年略有增长(见图7-6)。

2. 肺结核就诊人次变化情况　从总体结构来看,肺结核门诊人次高于住院人次。从变化趋势来看,2015—2017年,门诊和住院就诊人次均呈下降趋势,2018年,二者就诊人次略有增长,门诊增长幅度相对较大,结构趋于合理,呈现良好态势(见图7-7)。2017年,就诊人次低的主要原因是医院自身管理的

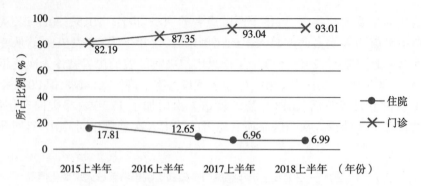

图 7-6　2015—2018 上半年德惠市传染病医院肺结核患者就诊人次构成比情况

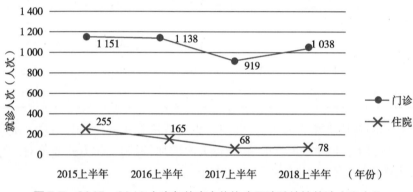

图 7-7　2015—2018 上半年德惠市传染病医院肺结核就诊人次变化

问题。

3. 肺结核患者住院天数变化情况　从住院情况来看,总住院天数下降,但平均住院天数逐年增长,2018 年平均住院天数为 24.94 天,结合普通肺结核临床路径,标准住院天数为 25 天,接近标准住院天数。同时,访谈医院管理者,由于支付方式改革后,医务人员尽量按临床路径规范执行操作,导致患者的平均住院天数增加,但未超过 25 天,与路径相吻合(见表 7-16)。

表 7-16　2015—2018 上半年德惠市传染病医院肺结核患者住院天数变化情况

年份	总住院天数(天)	同比增长(%)	平均住院天数(天)	同比增长(%)
2015 上半年	5 081	—	19.93	—
2016 上半年	3 283	−35.39	19.90	−0.14
2017 上半年	1 505	−54.16	22.13	11.23
2018 上半年	1 945	29.24	24.94	12.67

4. 肺结核医疗费用变化情况　次均费用是直接反映医保支付方式费用控制效果的指标,医疗费用随着经济增长逐年上涨的情况下,次均费用涨幅的变化也是评价医疗费用控制效果的直接指标。

从门诊次均医疗费用来看,2018 年门诊次均费用为 277.16 元,相比于 2017 年减少了 46.99%,几乎是 2017 年次均费用的一半,门诊次均费用得到有效地控制(见表 7-17)。

表 7-17　2015—2018 上半年德惠市传染病院肺结核门诊医疗费用变化情况

年份	医疗总费用(元)	同比增长(%)	次均医疗费用(元)	同比增长(%)
2015 上半年	606 204.77		526.68	
2016 上半年	599 940.92	−1.03	527.19	0.10
2017 上半年	480 459.50	−19.92	522.81	−0.83
2018 上半年	287 696.52	−40.12	277.16	−46.99

从住院次均费用来看,2018 年住院次均费用为 4 151.62 元,同比下降了 31.76%(见表 7-18),费用得到了极大的控制,说明肺结核支付方式改革控费效果显著。

表 7-18　2015—2018 上半年德惠市传染病医院肺结核住院医疗费用变化情况

年份	医疗总费用(元)	同比增长(%)	次均医疗费用(元)	同比增长(%)
2015 上半年	1 877 917.69		7 364.38	
2016 上半年	1 062 069.80	−43.44	6 436.79	−12.60
2017 上半年	413 714.32	−61.05	6 084.03	−5.48
2018 上半年	323 826.18	−21.73	4 151.62	−31.76

5. 德惠市传染病医院经济运行效果分析　由于之前医院采取实报实销政策,即 2015—2017 年医院垫付金额等于新农合结算金额,医院总体收支平衡。盈利只能依靠医院内部,包括医事服务费,医药耗材设备等扣除成本外的费用。改革后,2018 年上半年医院仍处于空转阶段,若按照新设计的肺结核支付方式改革政策执行,医院垫付金额将大于新农合结算金额,医院亏损 7.82 万元(见表 7-19)。这与改革方案运行初期,医务人员不了解改革方案运行与医院自身利益的关系,导致用药以及治疗未完全按照临床路径实施而造成。

表 7-19　2015—2018 上半年德惠市传染病医院医疗费用变化情况（万元）

年份	医疗总费用	患者补偿费用	患者自付费用	医院垫付总额	新农合结算金额	垫付差额
2015 上半年	248.41	165.26	83.15	165.26	165.26	
2016 上半年	166.20	107.71	99.03	107.71	107.71	
2017 上半年	89.42	57.02	32.40	57.02	57.02	
2018 上半年	61.15	42.81	18.35	42.81	34.99	−7.82

（二）肺结核患者病历诊疗服务合理性分析

1. 病历抽取数量和总体情况分析　为了解临床路径执行情况以及医院病历管理水平，本次评估分别抽取了新农合患者的 25 份门诊病历，84 份住院病历共计 109 份病历进行了抽样调研。由表 7-20 可知，在对患者的就诊病历审核时，住院患者中 78.57% 的病历是属于按照临床路径规范治疗的，而门诊患者中，仅有 20% 的病历是完全按照临床路径规范治疗的，说明德惠市传染病医院在临床路径的具体实施过程中，存在着大量的不合理不规范行为。

表 7-20　2018 年 1~6 月德惠市传染病院患者治疗合理性情况

病历类型	总人数（人）	合理人数（人）	比例（%）	不合理人数（人）	比例（%）
门诊	25	5	20.00	20	80.00
住院	84	66	78.57	18	21.43
合计	109	71	—	38	—

2. 对治疗不合理的主要原因分析　对治疗不合理的原因做进一步分析，无论是门诊还是住院，发现存在的问题主要是检查和用药两方面与临床路径要求相差较大。其中，门诊主要存在的问题是检查不合理和药品使用不合理（未按路径规定检查和用药），分别占 65% 和 45%，而最主要的原因是 100% 的患者依从性差，未复诊。住院患者的病历相对比较合理，存在问题的病历100% 是用药不合理，不合理的病历中全部包括"使用保肝药不合理"。

（1）门诊：对于门诊患者，按临床路径规范要求，普通初治患者疗程为 6 个月，复治患者 9 个月，每个月进行相关检查和治疗。根据表 7-21 显示，患者依从性差，不进行复查的患者为 20 人，全部不合理的病历都存在此问题，也就是说，门诊诊疗不规范的主要原因是患者依从性差不进行复查。原因可能是患者出于经济因素的考虑，同时经一个月或几个月后治疗，病情缓解甚至无明显症状后，患者认为没必要进行全疗程的治疗，导致后期不进行定期随访，这也是发展为耐药肺结核的主要原因之一。

表 7-21　2018 年上半年德惠市传染病医院肺结核门诊患者治疗不合理原因分析

原因	人数（人）	比例（%）
检查不合理（治疗疗程内未见血常规和肝肾功能检查）	13	65.00
用药不合理（不按规定发放药物）	9	45.00
患者依从性差，不进行复查	20	100.00

其次是检查不合理，患者治疗 3 个月内未见血常规、尿常规的患者为 13 人，占不合理的 65%。原因是德惠市传染病医院医生在开医嘱时，仍按国家公共卫生服务的要求执行，即初治患者分别第 2 个月、5 个月、6 个月复查，复治患者第 2 个月、5 个月、8 个月复查。所以，经常出现患者在第 3 个月、4 个月，未见复查血常规、尿常规和肝功能等。

最后是用药不合理，主要原因是医生发放药品时，除了首次就诊外，第二次发药，一次性发放三个月的用药，导致很多患者三月内均不来院拿药，也不进行复查血常规，肝肾功能，这是导致患者依从性差的直接因素。

（2）住院：对于住院患者，从表 7-22 可见，入院不合理患者为 2 人，1 名患者为无明显症状却收入院治疗，另 1 人为患者症状较轻但收入院治疗。

表 7-22　2018 年上半年德惠市传染病医院肺结核住院患者治疗不合理原因分析

住院不合理原因	人数（人）	比例（%）
入院不合理（无症状或较轻）	2	11.11
住院天数小于 5 天	8	44.44
诊断不合理（入出院诊断不明或不一致）	2	11.11
用药不合理（使用保肝药不合理）	18	100.00
治疗不合理（检查不足）	5	27.78

住院天数小于 5 天的患者为 8 人，住院天数 1 天的患者 3 人，住院 2、3、4 天各 1 人，住院天数 5 天 2 人，根据普通肺结核临床治疗经验，住院小于 5 天的患者被认为是不合理的，存在"轻病重治"的情况。

诊断不合理的为 2 人，1 人为无法抽取胸腔积液，诊断依据不充分，另 1 位患者为无筛查结果，无法确诊，这些都说明，医院的诊疗技术和流程规范还有待进一步提高。

用药不合理的患者为 18 人，其中，15 人为没有肝损害的情况下使用静脉点滴注射保肝药，1 人为治疗过程中没有使用临床路径中的异烟肼，1 人为无耐药筛查结果,直接用二线抗结核药-卷曲霉素,1人为用左氧氟沙星未标记肺部感染。所有不合理的病历都存在着过度使用保肝药的问题。

治疗不合理的患者为5人,2人为没有明确分析就使用左氧氟沙星进行抗炎治疗,1人为无耐药筛查结果,直接用二线抗结核药-卷曲霉素,1人为用左氧氟沙星未标记肺部感染,1人为患者出现肝功能异常后仍使用原方案,治疗不合理的患者中,主要问题是使用药物不合理及治疗方案缺乏灵活性。

综上所述,住院患者最大的问题在于使用保肝药不合理。保肝药的作用是为了避免或缓解肺结核患者在治疗过程中出现肝脏损害等情况而使用的。保肝药属于临床路径内的药物,在实际治疗过程中,几乎所有患者都使用了保肝药,尤其是没有出现肝功能异常的患者也全部使用了保肝药。原因是医院为了不出现纰漏,对所有患者都使用了保肝药,这样就不会出现由于未使用保肝药而导致的肝损害了。同时也不排除出于经济利益的考虑,这些原因都会造成药物滥用。其次,是收治病人不合理。对于一些无明显症状或症状较轻的患者,本可以在门诊进行治疗的患者也收治入院,一方面,存在明显的过度医疗的情况,另一方面,就会出现患者住院时间短,小于5天情况。原因可能与医院经营有关,也可能与医院自身医疗水平有关,对患者尽可能采取较多的检查治疗手段,出现对患者"轻病重治"的情况。最后,是诊断治疗不合理,这主要与医院自身医疗水平有关,导致出现诊断依据不充分无法确诊等问题。

总体来说,病历不合理的原因很多,与医生自身的能力和既往结核病诊疗方法有关,也受到患者依从性方面的影响。因此,下一步应将从患者、医生和临床诊疗方案等各个方面进行管理和完善。

(三) 德惠市新农合基金运行效果分析

1. 新农合基金对肺结核补偿支出变化情况　从新农合的基金运行情况来看,2015—2017年德惠市传染病医院的补偿金额逐年下降,补偿金额占新农合基金总支出的比例也在逐年下降,尤其是2017年,传染病医院的新农合基金补偿支出仅占德惠市新农合基金总支出的0.23%,这与德惠传染病医院就诊人次的变化趋势基本一致,主要原因就是医院内部管理自身的原因,导致医疗服务能力下降,患者流失。2018年开始推行肺结核支付方式改革以来,上半年略有回升。根据基金支出的一般规律,下半年就诊人次通常会高于上半年,新农合基金补偿支出也会略高于上半年的补偿支出。因此,如果推算到2018年全年,传染病医院的补偿基金支出应该至少大于新农合基金总支出的0.64%。从数据分析来看,一方面,传染病院的新农合基金支出在德惠市新农合基金总支出中占比很小,可见针对肺结核的支付方式改革对总体基金影响不大。另一方面,也可以初步看出肺结核支付方式改革以后,新农合基金支出略有下降。当然,进一步的效果还是要根据肺结核支付方式改革政策推行后再深入分析。

表 7-23　2015—2018 上半年德惠市新农合基金支出情况

年份	新农合基金 总支出(万元)	传染病医院 补偿金额(万元)	补偿基金占基金 总支出的比例(%)	增长百分点
2015 年	29 518.42	313.58	1.06	—
2016 年	30 987.06	185.56	0.60	−0.46
2017 年	38 790.78	88.02	0.23	−0.37
2018 上半年	11 314.70	35.80	0.32	0.09

注:由于数据收集时间为 2018 年 7 月,暂用半年的数据代替分析占比。

2. 肺结核患者实际补偿比变化情况　从实际补偿比来看,2018 年门诊和住院的实际补偿比均降低。患者的实际补偿比与患者自付比例之和为 1,而自付比例是患者的实际自付费用与总费用之比。原因是支付方式改革后,肺结核患者的总费用大幅下降,患者的实际自付费用也有所下降,但下降幅度低于总费用的下降幅度,这就导致了患者实际自付比例相对提高。这并不意味着患者的医疗费用增加,相反,结合表 7-17、表 7-18 中,德惠市传染病医院门诊和住院患者次均医疗费用下降的趋势,说明患者自付的医疗费用总额是下降了,患者实际上是受益的。而且,肺结核支付方式改革方案没有起付线和目录外诊疗项目,报销比例为 70%,说明患者实际自付的只有 30%。

表 7-24　2015—2018 上半年德惠市传染病医院肺结核门诊实际补偿比变化情况

年份	医疗总费用(元)	补偿金额(元)	实际补偿比(%)	增长百分点
2015 上半年	606 204.77	355 161.10	58.59	—
2016 上半年	599 940.92	333 618.08	55.61	−2.98
2017 上半年	480 459.50	272 988.70	56.82	1.21
2018 上半年	287 696.52	134 835.03	46.87	−9.95

表 7-25　2015—2018 上半年德惠市传染病医院肺结核住院实际补偿比变化情况

年份	医疗总费用(元)	补偿金额(元)	实际补偿比(%)	增长百分点
2015 上半年	1 877 917.69	1 288 659.10	68.62	—
2016 上半年	1 062 069.80	721 999.93	67.98	−0.64
2017 上半年	413 714.32	279 874.48	67.65	−0.33
2018 上半年	323 826.18	202 727.32	62.60	−5.05

三、肺结核患者疾病经济负担和满意度分析

(一)患者的疾病经济负担

1. 相关概念　本调查了解肺结核患者的直接疾病经济负担包括直接医疗费用和直接非医疗费用,以及间接疾病经济负担(即间接费用)。直接医疗费用为患者在医院的诊疗费用和出院后自己购买保肝药等费用,直接非医疗费用为患者为了治疗疾病的交通费、食宿费和营养费,间接费用为患者及其家属的误工费(每人工资 × 损失天数)和其他费用。所有费用由调查问卷获取。

2. 样本量的测算　2017 年 12 月至 2018 年 5 月德惠市传染病院肺结核患者共 737 人,这组患者的医疗费用标准差为 571 元,医疗费用在 95% 置信范围内,z 为 1.96,假定期望值 e 为 ±100。

样本量 $n = \sigma^2/(e^2/z^2 + \sigma^2/N)$

$$= 571 \times 571/\left[(100 \times 100/(1.96 \times 1.96)) + 571 \times 571/737\right] = 107 人$$

为了保证样本量的充足,避免问卷发放时出现回收率低,质量不合理等问题,本研究选取 30% 的样本作为备份,即共发放 107 × (1+30%)=139.1≈140 份调查问卷,共回收 139 份,回收率为 99.29%,回收问卷全部有效。

3. 直接疾病经济负担

年人均直接经济负担 = 年人均直接医疗费用 + 年人均直接非医疗费用

肺结核门诊患者的年人均直接医疗费用为 11 997 元,住院患者的年人均直接医疗费用为 9 610 元,门诊直接医疗费用高于住院,主要原因是医院内医疗花费门诊高于住院(见表 7-26),分析原因有两个方面,一方面按照肺结核疾病治疗的临床路径要求,肺结核病患者门诊初治共需要 6 次检查或者化验治疗,复治患者要开展 8 次或者 9 次门诊检查或者化验治疗,一年内门诊就诊次数多,而住院时间短有关,另一方面,也可能与本次调查的样本量较小导致,未来将扩大样本量开展进一步研究。

表 7-26　肺结核患者人均直接医疗费用构成

指标	门诊		住院	
	平均费用 [元/(人·年)]	所占百分比 (%)	平均费用 [元/(人·年)]	所占百分比 (%)
医院内医疗花费	10 626.64	88.57	8 274.55	86.10
出院后购买药物	1 371.32	11.43	1 335.63	13.90
直接医疗费用	11 997.96	100.00	9 610.17	100.00

肺结核患者的直接非医疗费用主要由 3 部分构成,其中,门诊直接非医疗费用中,主要是营养费、其次是食宿费和交通费;而住院直接非医疗费用中,主要是食宿费,其次是营养费和交通费(见表 7-27)。

表 7-27 肺结核患者人均直接非医疗费用构成

指标	门诊		住院	
	平均费用 [元/(人·年)]	所占百分比 (%)	平均费用 [元/(人·年)]	所占百分比 (%)
交通费	700.00	24.52	838.57	20.20
食宿费	965.49	33.82	2 161.76	52.09
营养费	1 189.42	41.66	1 150.00	27.71
直接非医疗费用	2 854.91	100.00	4 150.34	100.00

4. 间接疾病经济负担 考虑病人就业情况,分别采用不同的方法和参数计算收入损失。

损失工作日计算:

住院:损失工作日 =(出院日期 – 入院日期)+1

门诊:损失工作日由调查问卷所得。

间接经济负担计算:

若病人为在职,工作收入损失 = 损失工作日 × 德惠市职工平均日工资[1]

若病人为农民,农务劳动损失 = 损失工作日 × 农村家庭日人均可支配收入

肺结核的间接医疗费用中,门诊间接费用要高于住院间接费用。从间接费用的构成情况来看,最主要的是患者本人的误工费,其次是患者家属的误工费,最后是其他费用(见表 7-28)。

表 7-28 肺结核患者人均间接费用构成

指标	门诊		住院	
	平均费用 [元/(人·年)]	所占比例 (%)	平均费用 [元/(人·年)]	所占比例 (%)
患者误工费用	4 341.71	63.39	2 136.21	41.44
家属误工费用	1 818.67	26.55	1 851.85	35.93
其他费用	689.05	10.06	1 166.67	22.63
间接费用	6 849.43	100.00	5 154.73	100

[1] 本调查只将肺结核患者划分了城市居民和农民,对间接经济负担中误工费用进行了初步测算,并没有对城市在职患者进行细分。

（二）患者满意度

1. 患者知晓度 75%的肺结核患者对德惠市的报销方案是比较了解的（见表7-29）。而了解报销方案的主要途径是就医时医务人员告知，其次是通过电视等媒介知晓（见表7-30）。

表7-29 肺结核患者对德惠市肺结核报销方案的了解情况

了解情况	人数（人）	比例（%）
十分清楚	36	26.09
比较清楚	68	49.28
知道一些	21	15.22
基本不清楚	9	6.52
完全不清楚	4	2.90
合计	138	100.00

表7-30 肺结核患者了解德惠市报销方案的途径

知晓途径	人数（人）	比例（%）
电视	50	36.23
村干部	15	10.87
医务人员	128	92.75
朋友	18	13.04
其他	1	0.72

对于此次支付方式改革，有72.47%的患者是相对比较清楚的，15.22%的患者表示知道一些，还有12.32%的患者基本不清楚或完全不清楚（见表7-31），说明此次支付方式改革的普及力度不够大，需要进一步加强。

表7-31 肺结核患者对此次支付方式改革的了解情况

了解情况	人数（人）	比例（%）
十分清楚	51	36.96
比较清楚	49	35.51
知道一些	21	15.22
基本不清楚	15	10.87
完全不清楚	2	1.45
合计	138	100.00

2. 患者的自我感受情况　与过去相比,72.59% 的肺结核患者认为支付方式改革后,医疗费用明显比以前减少,5.19% 的患者表示没变化,只有 8.88% 的则认为与过去相比,改革后医疗费用反而上升,说明大部分肺结核患者在此次支付方式改革中明显受益。

表 7-32　肺结核患者认为改革后对比改革前医疗费用的变化情况

变化情况	人数(人)	比例(%)
明显减少	98	72.59
轻微减少	18	13.33
没变化	7	5.19
轻微增加	6	4.44
明显增加	6	4.44
合计	135	100.00

注:缺失 3 人。

与过去相比,82.96% 的肺结核患者认为支付方式改革后,医疗服务质量明显比以前提高,14.81% 的患者表示轻微提高,只有 2.22% 的患者认为改革前后以来服务质量没变化,没有人认为改革后医疗服务质量降低,说明此次改革,由于临床路径的实施,医疗质量得到明显提高(见表 7-33)。

表 7-33　肺结核患者认为改革后对比改革前医疗服务质量变化

变化情况	人数(人)	比例(%)
明显提高	112	82.96
轻微提高	20	14.81
没变化	3	2.22
轻微降低	0	0.00
明显降低	0	0.00
合计	135	100.00

注:缺失 3 人。

与过去相比,88.24% 的肺结核患者认为支付方式改革后,医生的服务态度明显比以前提高,11.76% 的患者表示轻微提高,没有人认为改革后医生的服务态度降低,说明此次改革对医务人员是有一定约束的,医生的服务态度普遍提高(见表 7-34)。

表 7-34 肺结核患者认为改革后对比改革前医生的服务态度变化

变化情况	人数（人）	比例（%）
明显提高	120	88.24
轻微提高	16	11.76
没变化	0	0.00
轻微降低	0	0.00
明显降低	0	0.00
合计	136	100.00

注：缺失 2 人。

3. 患者满意度　总的来说，患者对肺结核的报销方案是满意的，88.15%的患者是比较满意的，10.37% 的患者认为一般，只有 1.48% 的患者不满意，说明肺结核的报销方案得到患者的一致认同（见表 7-35）。

表 7-35 肺结核患者对报销方案的总体满意度

满意情况	人数（人）	比例（%）
非常满意	51	37.78
较满意	68	50.37
一般	14	10.37
不太满意	2	1.48
非常不满意	0	0.00
合计	135	100.00

注：缺失 3 人。

如表 7-36 所示，91.60% 的患者认为如果更多的报销医疗费用，患者更愿意去就医，其次是交通费、食宿费和营养费，提示改革最重要的还是提高患者报销比例，同时也不能忽视交通费、食宿费和营养费等的补贴。

表 7-36 肺结核患者更需要补助的费用类型

费用类型	人数（人）	比例（%）
交通费	76	58.02
营养费	45	34.35
食宿费	58	44.27
多报销医疗费用	120	91.60

注：缺失 7 人。

针对肺结核报销方案的改进之处,95.59% 的患者认为是要提高补偿水平,74.26% 的患者认为要提升报销的便利程度,36.03% 的患者认为要提高医疗服务质量,说明当前的首要任务仍然是提高报销比例,同时简化报销流程,为患者真正谋福利(见表 7-37)。

表 7-37　肺结核患者认为报销方案需要改进的地方

改进之处	人数(人)	比例(%)
没有需要改进的	3	2.21
提高补偿水平	130	95.59
提升便利程度	101	74.26
提高服务质量	49	36.03
其他	0	0.00

注:缺失 2 人。

四、肺结核支付方式改革成效

（一）"按人头全疗程打包付费"支付方式的政策设计符合肺结核疾病本身的特点和规律

通过现场调研和利益相关者访谈发现,肺结核患者治疗目前存在的主要问题是住院率高,患者治疗的依从性差。产生这种问题的主要原因在于:一方面现有的医保报销方案是以住院报销为主,门诊不报或者少部分报销,因此,导致医院和患者都选择了住院治疗肺结核的做法,从而导致住院率高。另一方面,由于德惠传染病医院技术水平和管理问题,病人流失较多,结核病患者服药的副作用较大也导致患者无法按照规定的流程治疗,从而导致依从性较差。采取"按人头全疗程打包付费"支付政策的设计恰好是为了解决这些问题。全疗程打包付费是为了促使医院开展患者的有效管理,规避依从性差的问题。按人头付费可以引导医院能够门诊治疗的患者尽量不用住院治疗,从而有效缓解住院率高的问题。后期常规监测显示:2018 年,德惠市传染病医院肺结核患者的住院率降至 21%。因此,"按人头全疗程打包付费"符合结核病疾病管理和治疗的规律,值得推广和尝试。

（二）肺结核患者的次均医疗费用明显下降

次均费用是直接反映新农合支付方式费用控制效果的指标,医疗费用随着经济增长逐年上涨的情况下,次均费用涨幅的变化也是评价医疗费用控制效果的直接指标。相比于项目实施之前,德惠市传染病医院门诊次均费用下降了 46.99%,住院次均费用下降了 31.76%,门诊和住院次均费用均得到了极大的降低,说明肺结核支付方式改革在控制费用方面取得了一定的效果。

(三)医疗服务能力提升,管理意识明显提高

由于临床路径的实施,促使医疗机构加强对医疗服务质量的管理,医疗服务能力提升,患者也认为医疗服务质量和医务人员态度相对于以前明显提高。由于肺结核支付方式改革方案实施全疗程打包付费的预付制方式,要求开展规范化管理,医疗机构开始重视并加强对患者的全疗程管理意识,从而有利于提高肺结核患者管理和治疗的规范化水平。

(四)患者的认知度和满意度均较高,病人开始回流

管理者的调整和肺结核支付方式改革项目的实施,促进了医院经营管理明显改善,病人开始回流,同比 2017 年,就诊人次明显增加了。根据调查问卷结果,72.47% 患者比较了解此次肺结核支付方式改革,88.15% 的患者对目前肺结核的报销方案表现出比较满意的态度,说明肺结核支付方式改革得到大部分患者的认同。

(五)患者疾病经济负担有所减轻,基本实现中盖结核病项目的目标

72.59% 的肺结核患者认为 2018 年与过去相比,医疗费用明显降低。由于新的补偿方式采取了按病种定额付费的方式,取消了起付线和目录的限制,按照医疗费用的 70% 进行报销,常规监测显示:2018 年下半年,肺结核支付方式改革正式运行后,在德惠市传染病医院门诊和住院的肺结核患者自付费用比例均为 30%,较 2018 年上半年明显下降,达到了项目目标要求。

五、问题与建议

(一)存在的问题

1. 肺结核患者临床路径入径率低,纳入管理人数较少。按照肺结核支付方式改革方案规定,肺结核患者要求全部纳入临床路径管理。但根据 2017 年 11 月至 2018 年 6 月的实际入径情况来看,患者入径率仅为 18.64%,主要的原因在于医院管理不严,政策理解不到位,没有要求患者全部入路径管理,患者存在选择性入组,不利于政策的实施和推广。

2. 肺结核支付方式改革方案规定的结算标准与实际费用相差较大。由

于前期在进行临床路径本土化时,受到医院一些客观因素的影响,在测算肺结核支付标准时,为了能够让肺结核支付方式改革顺利实施下去,保证医院的经济运行,让德惠市传染病医院管理者支持本项目的开展,项目组在测算定额标准时偏高。同时,项目在进行过程中,更换了医院管理者,加强了费用控制,从而导致定额标准超过实际费用。评估后项目组已经对肺结核支付方式改革方案进行了调整。

3. 肺结核患者的诊疗未按临床路径规范实施。在评估中,通过抽取病例进行临床路径的检查和分析,发现目前门诊存在比较严重的未按临床路径操作规范执行的问题,治疗过程中存在的明显的不合理用药和不合理检查等问题,主要原因是目前德惠市传染病院的诊疗行为与临床路径不一致,下一步需临床专家根据实际运行情况进行调整。

4. 全程管理不到位,患者治疗依从性差、流失严重。德惠市传染病医院最主要的问题是对肺结核患者的全程管理不到位,超过80%的患者仅仅来医院治疗1~2次然后就不来复诊了,传染病医院无法对患者实施全疗程的管理。产生这种现象的主要原因在于,一方面近年来德惠传染病医院经营不善,技术水平较差,难以吸引患者就医。另一方面,由于德惠市内转诊政策没有强制首诊,首诊医院在其他县级医院的肺结核患者直接到省级或长春市传染病医院等,这就直接导致了德惠市肺结核患者的流失。

5. 信息系统改造升级导致项目运行迟缓。吉林省实施全省新农合信息化平台统一管理。德惠市的报销方案都是固化在吉林省的信息平台上。因此,要实施肺结核筹资与支付改革的项目,改变补偿方案,就需要对现有的信息系统进行升级和改造。2017年下半年开始,吉林省新农合管理中心对此非常重视,多次深入德惠市传染病医院,与德惠市新农合中心、德惠传染病医院进行系统改造的协商与讨论,但这是一项很复杂的系统工程。德惠市2017年11月底开始空转试运行,原计划通过信息系统的改造升级,对2017年11月至2018年6月份的结算数据进行冲正,之后按照新的系统进行结算。由于信息系统改造难以实现,因此,从2018年7月1日开始,才正式对肺结核患者按照新的肺结核支付方式改革方案进行结算。

(二)政策建议

1. 明确结算办法,强化全疗程管理。针对肺结核本身疾病治疗的特点,为强化对肺结核患者的全疗程管理,制订结算办法如下:普通肺结核全疗程治疗6次,结核性胸膜炎全疗程治疗9次。若执行规范,新农合经办机构给予医院定额标准的全款进行补偿;若未按规范治疗,按照疗程次数的一定比例进行拨付,或者退出临床路径。支付方案规定,一年内退出临床路径的比例不得超过10%,否则,采取扣除补偿金额的方式进行惩罚。

2. 改变医院管理理念,将患者全部纳入路径,实现全疗程规范化管理。由于新农合经办机构对德惠市传染病医院实施了预付制的付费方式,医院只有提高管理水平和治疗水平,才能够获得收益,因此,德惠市传染病医院必须改变以往重视治疗轻视预防和管理的做法,加强对肺结核患者全疗程规范化的管理,所有到德惠市传染病医院就诊的肺结核患者,只要符合肺结核和结核性胸膜炎的临床诊断,必须全部纳入临床路径,不可以选择性入径。评估后,德惠市取消原方案中"全疗程患者控制在所有患者总数量的10%以内"的规定。德惠市传染病医院应该采取预防和医疗相结合,争取让"患者不生病、少生病、生小病",提高肺结核患者的规范化治疗,减少肺结核患者的传染率,从而减少肺结核患者对社会人群的影响,实现肺结核防治的正外部效应。

3. 将肺结核支付方式改革的目标纳入到绩效管理中。将肺结核支付方式改革与医院职工绩效管理想结合,一方面加强新农合对医院的绩效考核,德惠市传染病医院的患者出径率控制在10%左右,若超出标准,新农合结算时采取相应的惩罚措施。另一方面加强医院对医务人员的绩效考核,对执行临床路径较好,费用控制较好的医务人员给予适当的激励,调动医务人员的工作积极性。

4. 加强培训,提高医院管理者和医务人员对肺结核支付改革的认识和理解。项目刚刚启动,医院管理者和医务人员仅仅了解该项目的基本内容,对肺结核按人头门诊全疗程开展支付方式改革的意义、做法等内容的认识还非常不到位,也不清楚支付方式改革将会对医院和医生产生怎样的影响。因此,培训是必须开展的工作之一。建议由吉林省和长春市两级医保部门、疾控中心、以及传染病医院等的支付方式改革专家和临床专家分别对德惠市传染病医院进行指导,尤其在方案设计、费用测算、标准制定、临床路径制定和监管等方面加大指导力度;加强人员培训,提高医院管理者和医务人员对肺结核支付方式改革的认识,进一步落实有关政策。

5. 继续观察运行效果的后续监测和评估。鉴于运行时间和结算时间都较短,纳入路径管理的病人数量较少,目前可供分析的数据较少,尤其是结核性胸膜炎的患者数量更少,无法分析不同类型肺结核的实施效果分析,更深层次的运行效果还难以显现出来。因此,需要长期监测和观察德惠市肺结核支付方式改革的运行效果,定期做深层次更细致的分析与评价,不断完善和调整肺结核支付方式改革方案。

第三节　宁夏吴忠肺结核医保支付方式改革试点效果评估

一、肺结核支付方式改革试点进展

2017年11月,吴忠市人社局、卫生和计划生育局、财政局联合印发了《关于将"普通初治肺结核、普通复治肺结核、结核性胸膜炎"纳入按病种付费的通知》,在吴忠市人民医院开展肺结核住院支付方式改革2018年1~5月进入空转运行。2018年6月,专家组对吴忠市人民医院肺结核住院支付方式改革空转情况进行现场评估。评估当月,吴忠市人民医院正式启动肺结核按病种定额支付,但由于医保信息系统的改造,肺结核支付方式改革出现停滞,只有4例患者实现按病种付费。

二、肺结核支付方式改革运行效果分析与评价

（一）肺结核患者对吴忠市人民医院门诊与住院服务利用情况

1. 就医肺结核患者的基本情况

（1）门诊肺结核患者:2016年和2018年均以男性居多,2016年肺结核患者总体门诊人数较少,2017年和2018年,门诊肺结核患者均以15~34岁为主,其次是45~54岁。

（2）住院肺结核患者:住院患者性别分布与门诊肺结核患者类似,在年龄分布上,以15~34岁为主,但2018年45~54岁住院人数为0,可能与统计区间仅为1~5月有关（见表7-38）。

表7-38　2016—2018年吴忠市人民医院肺结核门诊及住院患者基本情况（人）

患者分类		2016年		2017年		2018年1~5月	
		门诊	住院	门诊	住院	门诊	住院
性别	男	11	68	66	50	99	24
	女	9	42	67	58	75	22
年龄	0~14	0	1	1	0	1	1
	15~34	3	10	36	24	48	11
	35~4	4	6	11	5	13	3
	45~54	5	9	22	12	22	0
	55~64	2	17	11	13	22	2
	65~	6	67	50	54	66	29

2. 就诊频率的变化

(1) 门诊服务利用频率变化:根据医院 HIS 导出的肺结核患者服务利用的数据,肺结核患者的人均年门诊人次在增长,从 2016 年的 1.05 次增长到 2018 年的 2.25 次,意味着患者利用医院服务的频次增加,可能也意味着患者的规范治疗依从性在逐步提升,但从肺结核的规范治疗来讲,每年低于 3 次的门诊复诊次数,一定程度上揭示了吴忠肺结核患者的复诊情况不太乐观,也可能患者流失所致。

(2) 住院服务利用频率变化:2016 年至 2018 年 5 月,吴忠市肺结核患者住院服务利用频率基本稳定,但是结合门诊服务利用的情况来看,患者在门诊与住院服务利用的选择上,吴忠就诊患者更多利用门诊服务。

表 7-39 2016—2018 年吴忠市人民医院肺结核患者门诊与住院服务利用情况

年度	门诊			住院		
	人数（人）	人次数（人次）	人均次数（次）	人数（人）	人次数（人次）	人均次数（次）
2016	20	21	1.05	110	121	1.10
2017	133	223	1.70	108	114	1.06
2018 年 1~5 月	174	387	2.25	46	55	1.20

(二) 肺结核患者诊疗服务合理性分析

为了了解肺结核支付方式改革对诊疗服务利用合理性的影响,专家组协同临床医生抽取了吴忠市人民医院肺结核患者的住院病历,并对治疗过程的合理性进行了评价。抽查的肺结核病历共 34 份,其中 1 例为病重转院患者,1 例为疑似病例转院,临床专家对剩余 32 例住院病历进行评价,评价情况如表 7-40 所示,说明吴忠市人民医院肺结核诊疗服务行为比较规范。自吴忠市人民医院制订肺结核临床路径以来,肺结核治疗的规范性已经有了明显提升,大多肺结核在检查和治疗方面都较为合理,不合理的部分主要是诊断依据方面,尤其是痰涂片阴性之后缺乏免疫学检查进一步确诊,这与吴忠市人民医院本身的硬件设施配备情况有关。

(三) 肺结核医疗费用与自付水平

1. 门诊费用水平与个人自付水平的变化 相对于 2017 年而言,2018 年 1~5 月吴忠市人民医院肺结核患者的门诊次均费用下降 113 元,但是由于门诊就诊频率的上升,人均门诊费用水平上升了 146 元。门诊肺结核患者实际获得的医保补偿水平非常有限,尤其是城乡居民医保患者基本没能获得补偿(见表 7-41)。

表 7-40　吴忠市人民医院肺结核住院病历抽查评价情况

	类别	人数(人)	备注
痰涂片	涂阳	22	未做痰涂片的原因是因该患者为陈旧性肺结核,仅行抗炎治疗。
	涂阴	9	
	未做	1	
诊断准确性	准确	26	诊断不准确的原因主要为诊断依据不充分,主要针对涂阴患者,应进一步进行免疫学检查后才能确诊。
	不准确	6	
治疗规范性	规范	27	不规范原因主要为抗炎治疗与抗结核治疗同时进行,或者用药不合理。"其他"2 名患者,1 例因年龄太大,无法进行抗结核治疗,另 1 例因药物反应太大,无法进行抗结核治疗。
	不规范	3	
	其他	2	

表 7-41　吴忠市人民医院肺结核患者 2016—2018 年 5 月全门诊费用情况

年份	人次数 (人次)	次均费用 (元)	人数 (人)	人均费用 (元)	自付比例 (%)	人均就诊次数 (次)
2016	21	555.11	20	582.87	99.85	1.05
2017	223	730.50	131	1 243.53	90.10	1.70
2018 年 1~5 月	387	617.76	172	1 389.96	90.26	2.25

2. 住院费用水平与个人自付水平的变化　相对于 2017 年,2018 年 1~5 月吴忠市人民医院的肺结核患者人均住院费用、次均住院费用均有所下降,其中次均住院费用下降 370 元(见图 7-8),人均住院费用下降 392 元,肺结核患者实际个人自付水平略有下降(见图 7-9)。

表 7-42 显示了 2018 年 6 月实行肺结核支付方式改革后,患者自付水平变化情况。实施按病种付费后,患者报销方案也发生调整,对比实际执行新的支付制度改革的患者受益水平相对于原报销方案的受益情况可见,4例患者中只有 1 例患者的自付水平下降,而 3 例患者费用偏低者的自付费用上升,且 2 名患者自付比例增长幅度较大,分别达到 15% 和 43%,患者利益受损。在后期财政兜底补助下,才使得患者的自付费用水平达到项目预期目标。

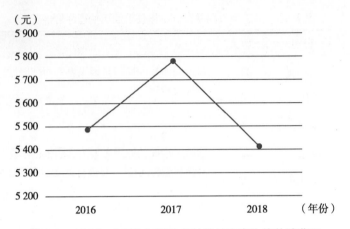

图 7-8 2016—2018 年吴忠市肺结核患者次均住院费用

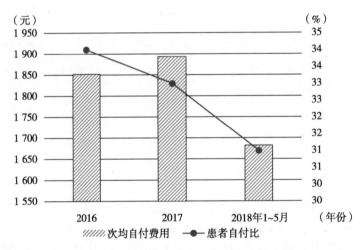

图 7-9 2016—2018 年 1~5 月吴忠市肺结核患者平均自付费用与占比

表 7-42 2018 年 6 月份吴忠市人民医院肺结核住院患者结算信息

患者	报销方式	总费用(元)	起付线(元)	医保支付(元)	个人自付(元)	自付比例(%)
患者 1	新报销方式	7 493.16	0	3 809.53	2 539.69	33.89
	原报销方式	7 493.16	490	5 096.43	2 396.73	31.99
患者 2	新报销方式	7 116.56	0	4 126.99	2 222.23	31.23
	原报销方式	7 116.56	700	4 733.42	2 383.14	33.49

续表

患者	报销方式	总费用(元)	起付线(元)	医保支付(元)	个人自付(元)	自付比例(%)
患者 3	新报销方式	4 964.99	0	4 191.85	2 257.15	45.46
	原报销方式	4 964.99	490	3 472.79	1 492.2	30.05
患者 4	新报销方式	3 805.75	0	4 191.85	2 257.15	59.31
	原报销方式	3 805.75	490	2 482.53	630.65	16.57

三、肺结核支付方式改革成效

(一)基于肺结核临床诊疗路径测算支付标准的方法更为精确

吴忠市参照国家级专家制定的肺结核诊疗路径,结合吴忠市人民医院的实际情况制订本土化的肺结核临床诊疗路径,归集肺结核服务量和付费标准,基于此路径,可以更加精确地计算肺结核病种成本,为制订肺结核支付标准提供科学依据。项目开展前,吴忠市人民医院已将肺结核菌阳患者纳入按单病种付费范围,住院费用支付标准是按照每日清单式进行测算,费用高达 12 467 元,将近是按肺结核诊疗路径测算的支付标准(6 349.22 元)的两倍。按天设置费用会使得在门诊进行的诊断项目和治疗项目重复计算,导致费用过高的问题。2018 年 1~5 月空转过程中,吴忠市肺结核住院患者例均住院费用为 5 892.42 元,与基于肺结核临床诊疗路径测算的支付标准仅相差 456.48 元,验证了按肺结核诊疗路径测算的支付标准是基本准确的,也意味着新的支付标准相对于以前的标准极大减轻医保基金和患者的经济负担。吴忠市医保局在 2017 年 12 月停止原来的单病种支付,开始新的支付标准。

(二)肺结核临床诊疗路径促进定点医疗机构诊疗服务行为更加规范

肺结核实行按病种付费的支付方式改革的同时制订了临床诊疗路径,即确定了一系列肺结核治疗的服务内容,保障了医疗服务质量,规范了医疗服务行为。由于医保仅对肺结核临床诊疗路径的服务项目进行付费,而每个病种的支付标准是固定的,因此,定点医疗机构医务人员有动机去主动节约成本,按照肺结核临床诊疗路径提供服务,减少不必要的服务。实施改革后肺结核患者的住院率下降明显,间接规范了诊疗服务行为。

（三）肺结核患者的医疗费用有所下降，政府财政兜底补助明显减轻患者的自付经济负担

在实施肺结核按病种付费的改革后，结合临床诊疗路径管理，肺结核患者医疗服务利用情况得到了大幅度的改善，患者的医疗费用有所下降。而且，吴忠市政府 2018 年底最终落实了 50 万元结核病民生项目资金，为全市肺结核住院患者提供兜底补助，肺结核患者自付费用有了较大比例的下降，患者自付经济负担得以减轻，实现了中盖结核病项目的目标。

四、问题与建议

（一）存在的问题

1. 取消起付线和目录限制的同时降低报销比例，导致患者实际受益水平降低。吴忠市医保局原先制定的单病种支付方式改革政策规定：实行单病种付费，在取消起付线和目录限制的同时，将城镇职工报销比例降低10%、城乡居民报销比例降低 20%。吴忠市人民医院在肺结核支付方式改革试点空转期间，专家组即测算出肺结核参保患者（尤其是城乡居民参保患者）的实际受益水平会因此而降低。试点中，专家组针对该问题多次向各级医保部门反映，但是，受到当地医保整体单病种支付改革方案的限制，未能得到解决。

2. 肺结核患者对门诊大病政策利用率低。宁夏回族自治区将肺结核纳入门诊大病保障范围。门诊大病政策设置了起付线、封顶线、报销比例、报销目录范围。截至项目评估时，吴忠市肺结核患者在门诊大病的受益率非常低，一方面，由于门诊医疗费用不太高，扣除起付线后，患者即使能够享受补偿，其报销水平也非常有限，影响了肺结核患者对门诊大病政策的利用；另一方面，肺结核患者对政策的知晓度低、门诊大病办理手续较为繁琐等原因，多数肺结核患者没有享受到门诊大病政策。

3. 对肺结核支付方式改革的认识不到位影响试点的推进。吴忠市人民医院实施肺结核支付方式改革后，医务人员对按病种付费的政策认识不到位，在执行支付方式改革过程中存在偏差。医生将肺结核按病种定额付费误认为限额付费，认为患者费用未达到实际限额标准，就未将肺结核病例纳入按病种付费范围，导致吴忠市于 2018 年 6 月份才真正开始实施肺结核按病种付费。

4. 针对感染科将药占比作为绩效考核指标有待商榷。肺结核的治疗以药物治疗为主，检查费用占比很低，药占比难以达到要求。因此，肺结核支付

方式改革后,医院对主要收治肺结核患者的感染科的绩效考核时,对于药占比指标的使用或者水平的界定,需要酌情考虑。

（二）政策建议

1. 肺结核支付方式改革的同时,医保报销政策调整应基于科学合理的测算。实施按病种定额支付后,为防止医疗机构转移费用,通常采取取消目录限制的策略,并降低或取消起付线,但不宜因此而大幅降低报销比例。根据以往吴忠市人民医院的数据测算,肺结核参保患者目录外费用仅占平均费用的6%左右(参见表6-29),因此,建议在肺结核支付方式改革时,医保部门若要降低医保报销比例,应该基于科学合理的测算,必须确保肺结核参保患者的受益水平不降低。

2. 降低门诊大病报销起付线,加大肺结核纳入门诊大病政策的宣传力度。根据肺结核的疾病特点将肺结核纳入门诊大病的保障范围,应降低甚至不设门诊大病报销的起付线、提高报销水平,才能提高肺结核患者对门诊大病政策的利用率。同时,通过加大肺结核门诊大病政策的宣传力度,提升肺结核患者对政策的了解和认识,促进患者对政策的有效利用。针对吴忠市肺结核定点诊疗机构为三级医院的现实,开设肺结核普通门诊补偿的绿色通道,发挥两种制度的协同作用。

3. 加强按病种付费的培训工作,提高医疗机构人员对支付改革的认识。医务人员对按病种付费的意义以及具体实施理解不到位会影响改革的推进;医疗机构的考核机制也会影响医务人员接受和实行按病种付费的积极性。因此,有必要加强按病种付费的宣传和培训,提高医务人员对按病种付费的认识。同时,医疗机构管理人员也应了解按病种付费改革的相关政策,并配套改革医院内部的绩效考核机制。

4. 完善信息系统建设,建立有效的监督监测体系。医保费用的结算与管理、支付方式的改革都需要信息系统作为支撑。吴忠市医保信息系统调整影响了肺结核支付方式改革的推进。为保障支付方式改革的顺利推进,建议建立肺结核患者基本医保、就诊和治疗情况、医疗费用及报销水平等信息的跟踪监测系统,定期进行数据分析,动态调整和完善支付方式改革方案。探索推进医保智能监控工作,实现医保费用结算从部分审核向全面审核转变,从事后纠正向事前提示、事中监督转变,从单纯管制向监督、管理、服务相结合的转变。

5. 进一步提升多部门协调配合力度,构建肺结核患者的多重保障机制。肺结核筹资与支付方式改革的最终目标在于降低肺结核疾病经济负担、提高诊疗质量、保障患者健康,而政府主导、多部门协调配合是改革得以顺利实施的重要保障。从筹资角度来看,政府不仅要加大财政补助力度,还要强化财政、卫生、人社、医保和民政等相关部门的沟通和协调,建立公共卫生、基本医保、大病保险、医疗救助以及财政补助等多方筹资和有效衔接机制,协同提高肺结核患者医疗保障水平。医保、财政、民政是减轻肺结核患者疾病经济负担的主要筹资主体,要保障稳定的筹资来源和经费数量。从支付角度来看,医保管理经办机构、医疗机构是直接的责任主体,医保管理经办机构对肺结核医疗服务的支付方式,会改变医疗机构及其人员的服务行为,对改善诊疗效果、降低患者经济负担、提高医保基金使用效率等方面产生直接的影响。

(程　斌　高广颖　陈迎春)

结束语

　　经过三年肺结核筹资与支付方式改革的探索，试点地区建立了肺结核适宜的支付方式改革模式，创新了基于肺结核临床诊疗路径的全疗程费用测算方法，促进了肺结核患者全疗程规范化管理，提高了肺结核患者治疗的依从性，减少了耐药肺结核的产生，有效地控制了传染源，具有明显的正外部效应。同时，也建立了供方、需方和支付方全新的运行机制。从供方来看，肺结核诊疗服务行为更加规范，医疗机构服务能力明显提升，门诊报销倾斜政策引导患者在门诊治疗，实现了治疗端口的前移，且住院率得到有效控制。从需方来看，由于医疗保障水平的提高和保障范围的扩大，以及医疗费用的下降，肺结核患者疾病经济负担明显减轻。从支付方来看，医保基金对肺结核患者的报销支出没有明显增加，医保基金安全。由此可见，肺结核筹资与支付方式改革实现了三方共赢的局面，取得了"医疗机构得发展、患者得实惠、基金得安全、政府得民心"的良好经济效益和社会效果。

　　展望今后肺结核的筹资与支付方式改革，我们认为应重点关注以下两个关键问题：一是肺结核纳入门诊特殊病种管理。肺结核患者以门诊诊疗为主，而基本医保对普通门诊医疗费用的报销水平和范围都十分有限。将肺结核纳入门诊特殊病种管理，实行门诊报销倾斜政策，可减少门诊转住院现象，不仅节约了医疗资源和医保基金，还切实减轻肺结核患者的就医经济负担，惠及所有肺结核患者。二是肺结核支付方式改革应顺应国家支付方式改革的趋势。我国医保支付方式改革正向按 DRGs 付费为主的复合式支付方式改革方向发展，在国家开展的 DRGs 付费改革试点中，肺结核将被纳入到分组范围内。中盖结核病项目三期探索的肺结核按病种分组付费的改革正是基于 DRGs 的设计理念，因此，对于肺结核患者住院费用的支付可顺应国家支付方式改革的趋势向 DRGs 付费方向发展，对于肺结核患者门诊费用的支付仍可实行按肺结核患者人头全疗程定额付费,从而实现肺结核患者的全覆盖。只有保障肺结核患者得到规范性全程治疗,才能有效遏制肺结核的流行,逐渐消除肺结核带来的经济和社会负担,为最终消除贫困、实现健康中国奠定坚实的基础。

附录

肺结核分组临床诊断和治疗路径

一、普通初治肺结核诊断和治疗路径

本路径适用于普通初治肺结核。

患者具有结核病可疑症状或体检发现肺内病变可疑肺结核时,经过诊断、鉴别诊断程序,根据所获得的诊断依据,将患者分为疑似病例、临床诊断病例、确诊病例;确诊病例及临床诊断病例纳入普通初治肺结核治疗管理,对菌阳患者及可疑耐药患者进行药物敏感试验,筛查耐药结核病,确诊为耐药结核病者即转入耐药结核病治疗管理。

(一)基本概念

根据《中盖结核病项目三期肺结核患者诊疗管理工作技术指南》定义:

1. 肺结核可疑症状者指咳嗽、咳痰≥2周、咯血或血痰是肺结核的主要症状,具有以上任何一项症状者为肺结核可疑症状者。此外,胸闷、胸痛、低热、盗汗、乏力、食欲减退和体重减轻等为肺结核患者的其他常见症状。

2. 肺结核疑似病例指凡符合下列项目之一者为肺结核疑似病例:

(1)有肺结核可疑症状的5岁以下儿童,同时伴有与涂阳肺结核患者密切接触史或结核菌素试验强阳性。

(2)仅胸部影像学检查显示与活动性肺结核相符的病变。

3. 临床诊断病例

(1)临床诊断病例:指凡符合3份痰涂片阴性(涂阴肺结核),胸部影像学检查显示与活动性肺结核相符的病变,具有下列条件之一者:

1)伴有咳嗽、咳痰、咯血等肺结核可疑症状。

2)结核菌素试验强阳性或IGRA检查阳性。

3) 抗结核抗体检查阳性。

4) 且肺外组织病理检查证实为结核病变者。

5) 经诊断性治疗或随访观察可排除其他肺部疾病者。

(2) 临床诊断病例的诊断要求:

1) 临床诊断肺结核患者的诊断必须由放射科医生和门诊医生联合病例讨论确认,由县级或县级以上卫生行政部门确认的诊断技术小组确诊。

2) 对暂时不能确诊而疑似炎症的患者,可进行诊断性抗炎治疗(一般观察 2 周)或使用其他检查方法进一步确诊。诊断性抗炎治疗不应选择氟喹诺酮类、氨基糖苷类、利奈唑胺等具有明显抗结核活性的药品。

3) 对经抗炎治疗仍怀疑患有活动性肺结核的患者可进行诊断性抗结核治疗,推荐使用初治活动性肺结核治疗方案,一般治疗 1~2 个月后评估疗效,确诊为临床诊断病例或排除结核诊断。

4. 确诊病例指实验室诊断病例,包括涂阳肺结核、仅培养阳性肺结核和肺部病变标本病理学诊断为结核病变者 3 类,即标本中找到结核病的病原学诊断依据。2018 年 5 月起执行原国家卫生计生委发布的中华人民共和国卫生行业标准《肺结核诊断(WS 288—2017)》将结核分枝杆菌核酸检测阳性作为确诊病例条件之一。

5. 普通初治肺结核指未进行耐药筛查或药敏结果为利福平敏感的肺结核患者,其中,普通初治肺结核指有下列情况之一者:

(1) 从未因结核病应用过抗结核药物治疗的患者。

(2) 正进行标准化疗方案规律用药而未满疗程的患者(登记分类以治疗开始时为准)。

(3) 不规则化疗未满 1 个月的患者。

(二) 普通初治肺结核诊断和治疗流程

1. 普通初治肺结核诊断流程

(1) 细菌学(病原学)检查

1) 痰涂片 3 次,痰培养 1 次。

2) 涂阳或培养阳性:药敏检查(传统药敏 1 次、分子生物学方法 1 次)。

(2) 影像学检查

1) 胸片或 CT 1 次。

2) 若需抗炎治疗则需要评估疗效,故至少 2 次胸片或 CT。

(3) 免疫诊断(无细菌学诊断依据时加做):PPD、IGRAs、抗结核抗体任选一项,1 次。

(4) 经过上述检查,不能满足肺结核临床诊断条件的患者,尚需要进一步

检查、试验性治疗,排除其他疾病,常见疾病有:

1)肺炎:对有肺炎表现者,需要抗炎治疗后复查胸片或 CT,14 天。

2)肺癌:对可疑肺癌者,需要进行下列检查,痰脱落细胞 3 次、血肿瘤标记物 1 次、纤维支气管镜及相关检查 1 次、经皮肺穿刺活检 1 次。

2. 普通初治肺结核治疗流程 确诊病例及临床诊断病例一经确诊,纳入普通初治肺结核治疗管理。

(1)普通初治肺结核治疗方案

1)常规方案:2HRZE/4HR(H:异烟肼、R:利福平、Z:吡嗪酰胺、E:乙胺丁醇,2 个月强化期、4 个月巩固期)

2)对于病情严重或存在影响预后的合并症的患者,可适当延长疗程。

3)特殊患者(如儿童、老年人、孕妇、使用免疫抑制以及发生药物不良反应等)可以在上述方案基础上调整药物剂量或药物。

(2)治疗监测:根据原卫生部《肺结核门诊诊疗规范》(2012 年版)要求的检查项目进行相关的检查,其中基本检查服务项目见附表 1。

1)痰抗酸菌涂片:初治患者在治疗至第 2 个月末、5 月末和疗程末(6 月末)时各检测 1 次;对于第 2 个月末涂片阳性的患者需在第 3 个月末增加一次痰涂片检查。

2)影像学:在 2 月末和疗程结束时各检测 1 次。

3)血常规:每个月检测 1 次。

4)尿常规:治疗前检查 1 次,有可疑肾脏损害或方案中包括注射剂时,每月复查 1 次。

5)肝功能:每个月检测 1 次。

6)肾功能:每个月检测 1 次。

7)血糖:治疗前检查一次,糖尿病患者每月复查 1 次。

8)心电图(ECG):治疗前检查 1 次,有相关症状时随时检查。

9)视力视野:有视力受损高风险人群治疗前检查 1 次,在治疗过程中出现视力下降及时复查。

附表 1 普通初治肺结核基本检查服务项目

检查时间	涂片	影像学	血常规	尿常规	肝功能	肾功能	血糖	ECG	视力视野
治疗前	+	+	+	+	+	+	+	+	±
第 1 月	−	−	+	±	+	+	±	±	±
第 2 月	+	+	+	±	+	+	±	±	±
第 3 月	±	−	+	−	+	+	±	±	±

续表

检查时间	涂片	影像学	血常规	尿常规	肝功能	肾功能	血糖	ECG	视力视野
第 4 月	−	−	＋	−	＋	＋	±	±	±
第 5 月	＋	−	＋	−	＋	＋	±	±	±
第 6 月	＋	＋	＋	−	＋	＋	±	±	±

注:＋表示必查项目,−表示不需检查,±表示在一定条件下需要检查。

(3) 辅助治疗:抗结核药物中异烟肼、利福平、吡嗪酰胺对肝脏有损伤,对于有肝损害倾向的患者,可以口服保肝药物预防肝损害的发生。

(三) 住院诊断和治疗

普通初治肺结核患者以门诊治疗为主,对具有以下临床指征的患者,可考虑在当地结核病定点医疗机构住院治疗,标准住院日为 21~28 天。

1. 住院指征

(1) 存在较严重合并症或并发症者。

(2) 出现较严重不良反应,需要住院进一步处理者。

(3) 需要有创操作(如活检)或手术者。

(4) 合并症诊断不明确,需要住院继续诊疗者。

(5) 其他情况需要住院者。

2. 住院基本检查项目

(1) 血常规、尿常规。

(2) 感染性疾病筛查(乙肝、丙肝、艾滋病等)。

(3) 肝肾功能、电解质、血糖、血沉(或 C 反应蛋白)、血尿酸。

(4) 痰抗酸杆菌涂片、痰分枝杆菌培养,药物敏感试验及菌种鉴定,分子生物学方法筛查耐药。

(5) 支气管镜检查(怀疑存在支气管结核或肿瘤患者)。

(6) 胸片、胸部 CT 检查(需与其他疾病鉴别诊断或胸片显示不良者)。

(7) 痰查癌细胞、血液肿瘤标志物(癌胚抗原等)(怀疑合并肿瘤患者)。

(8) 胸部超声(怀疑胸腔积液、心包积液患者)。

(9) 腹部超声检查(可疑有肝脏、肾脏、腹腔淋巴结异常或腹腔积液者)。

(10) 心电图。

(11) 尿妊娠试验(育龄期妇女)。

(12) 细胞免疫功能检查(怀疑免疫功能异常患者)。

(13) 视力及视野、眼底检查(有视神经损害或视力下降时)。

3. 根据住院指征,进行特定的检查和治疗项目。

抗结核治疗过程中出现抗结核药物引起的不良反应、严重并发症等情况时,需要在原有检查、治疗项目外增加相应的服务项目。见附表7、附表8抗结核治疗中不良反应及并发症的处理。

二、普通复治肺结核诊断和治疗路径

本路径适用于普通复治肺结核。

既往诊断为肺结核的患者,经实验室及临床判断为结核病复发或初治失败病例纳入普通复治肺结核治疗管理,对菌阳患者及可疑耐药患者进行药物敏感试验,筛查耐药结核病,确诊为耐药结核病者即转入耐药结核病治疗管理。

（一）基本概念

根据《中盖结核病项目三期肺结核患者诊疗管理工作技术指南》定义:普通肺结核指未进行耐药筛查或药敏结果为利福平敏感的肺结核患者。其中,普通复治肺结核指有下列情况之一者:

1. 因结核病不合理或不规律用抗结核药品治疗≥1个月的患者。

2. 初治失败患者包括新涂阳患者治疗第5个月末或疗程结束时,痰涂片检查阳性;新涂阴患者治疗过程中任何一次痰菌检查阳性,均为初治失败。

3. 复发患者指过去有明确的结核病史,完成规定的化疗疗程后医生认为已治愈,现在重新发病的患者。

其中,复治涂阴肺结核需要满足下列条件之一,并由县级或县级以上卫生行政部门确认的诊断技术小组确诊后可以开始抗结核治疗:

（1）有或无肺结核可疑症状,如不能提供既往影像学资料,本次就诊胸部影像显示与活动性结核病灶相符的病变,经抗炎治疗等鉴别诊断后排除肺炎、肺癌等非结核性疾病。

（2）有或无结核可疑症状,本次就诊影像（X线或CT）较前（停药时或前次复查）病灶增多或新出现空洞等活动性结核病变,经抗炎治疗等鉴别诊断后排除肺炎、肺癌等非结核性疾病。

（3）对暂时不能确诊而疑似炎症的患者,可进行诊断性抗炎治疗（一般观察2周）或使用其他检查方法进一步确诊。诊断性抗炎治疗不应选择喹诺酮类、氨基糖苷类、利奈唑胺等具有明显抗结核活性的药品。

（4）对经抗炎治疗仍怀疑患有活动性肺结核的患者可进行诊断性抗结核治疗,推荐使用初治活动性肺结核治疗方案,一般治疗1~2个评估疗效。

（二）普通复治肺结核诊断和治疗流程

1. 普通复治肺结核诊断流程

（1）细菌学（病原学）检查

1）痰涂片 3 次，痰培养 1 次。

2）涂阳或培养阳性：药敏检查（传统药敏 1 次、分子生物学方法 1 次）。

（2）影像学检查

1）胸片或 CT 1 次。

2）若需抗炎治疗则需要评估疗效，故至少 2 次。

（3）经过上述检查，不能满足肺结核复发临床诊断条件的患者，尚需要进一步检查、试验性治疗，排除其他疾病，常见疾病有：

1）肺炎：对有肺炎表现者，需要抗炎治疗 14 天后复查胸片或 CT。

2）肺癌：对可疑肺癌者，需要进行下列检查，痰脱落细胞 3 次、血肿瘤标记物 1 次、纤维支气管镜及相关检查 1 次、经皮肺穿刺活检 1 次。

2. 普通复治肺结核治疗流程 病例一经确诊为复治肺结核，纳入普通复治肺结核治疗管理。

（1）普通复治肺结核治疗方案

1）常规方案：2HRZES/6HRE 或 3HRZE/6HRE（H：异烟肼，R：利福平，Z：吡嗪酰胺，E：乙胺丁醇，S：链霉素，当强化期使用链霉素者，则强化期为 2 个月、总疗程 8 个月；当强化期以 HRZE 治疗时，则强化期为 3 个月，总疗程为 9 个月。）

2）对于病情严重或存在影响预后的合并症的患者，可适当延长疗程。

3）特殊患者（如儿童、老年人、孕妇、使用免疫抑制以及发生药物不良反应等）可以在上述方案基础上调整药物剂量或药物。

（2）治疗监测：根据卫生部《肺结核门诊诊疗规范》（2012 年版）要求的检查项目进行相关的检查，其中基本检查服务项目见附表 2。

1）痰抗酸菌涂片：复治患者在治疗至第 2 个月末、5 月末和疗程末（8 或 9 月末）时各检测 1 次。对于第 2 个月末涂片阳性的患者需在第 3 个月末增加一次痰涂片检查。

2）影像学：在 2 或 3 月末（强化期结束）和疗程结束时各检测 1 次。

3）血常规：每个月检测 1 次。

4）尿常规：治疗前检查 1 次，有可疑肾脏损害或方案中包括注射剂时，每月复查 1 次。

5）肝功能：每个月检测 1 次。

6）肾功能：每个月检测 1 次。

7）血糖：治疗前检查一次，糖尿病患者每月复查 1 次。

8）心电图（ECG）：治疗前检查 1 次，有相关症状时随时检查。

9）视力视野：有视力受损高风险人群治疗前检查 1 次，在治疗过程中出现视力下降及时复查。

附表 2　普通复治肺结核基本检查服务项目

检查时间	痰检	影像学	血常规	尿常规	肝功能	肾功能	血糖	心电图	视力视野
治疗前	+	+	+	+	+	+	+	+	±
第 1 月	−	−	+	±	+	+	±	±	±
第 2 月	+	+	+	±	+	+	±	±	±
第 3 月	±	−	+	−	+	+	±	±	±
第 4 月	−	−	+	−	+	+	±	±	±
第 5 月	+	−	+	−	+	+	±	±	±
第 6 月	−	−	+	−	+	+	±	±	±
第 7 月	−	−	+	−	+	+	±	±	±
第 8 月	±	±	+	−	+	+	±	±	±
第 9 月	±	±	+	−	+	+	±	±	±

注：+ 表示必查项目，− 表示不需检查，± 表示在一定条件下需要检查。

（3）辅助治疗：抗结核药物中异烟肼、利福平、吡嗪酰胺对肝脏有损伤，对于有肝损害倾向的患者，可以口服保肝药物预防肝损害的发生，每月 300 元。

（三）住院诊断和治疗

普通复治肺结核患者以不住院治疗为主，对具有以下指征的患者，可考虑在当地结核病定点医疗机构住院治疗，标准住院日为 28~35 天。

1. 住院指征

（1）存在较严重合并症或并发症者。

（2）出现较严重不良反应，需要住院进一步处理者。

（3）需要有创操作（如活检）或手术者。

（4）合并症诊断不明确，需要住院继续诊疗者。

（5）其他情况需要住院者。

2. 住院基本检查项目

（1）血常规、尿常规。

（2）感染性疾病筛查（乙肝、丙肝、艾滋病等）。

（3）肝肾功能、电解质、血糖、血沉（或 C 反应蛋白）、血尿酸。

（4）痰抗酸杆菌涂片、痰分枝杆菌培养，药物敏感试验及菌种鉴定，分子生物学方法筛查耐药。

（5）支气管镜检查（怀疑存在支气管结核或肿瘤患者）。

（6）胸片、胸部 CT 检查（需与其他疾病鉴别诊断或胸片显示不良者）。

（7）痰查癌细胞、血液肿瘤标志物（癌胚抗原等）（怀疑合并肿瘤患者）。

（8）胸部超声（怀疑胸腔积液、心包积液患者）。

（9）腹部超声检查（可疑有肝脏、肾脏、腹腔淋巴结异常或腹腔积液者）。

（10）心电图。

（11）尿妊娠试验（育龄期妇女）。

（12）细胞免疫功能检查（怀疑免疫异常患者）。

（13）视力及视野、眼底检查（有视神经损害或视力下降时）。

3. 根据住院指征，进行特定的检查和治疗项目。

抗结核治疗过程中出现抗结核药物引起的不良反应、严重并发症等情况时，需要在原有检查、治疗项目外增加相应的服务项目。见附表 7、附表 8 抗结核治疗中不良反应及并发症的处理。

三、结核性胸膜炎诊断和治疗路径

本路径适用于结核性胸膜炎的诊断和治疗。

临床诊断或确诊的结核性胸膜炎，在未明确是否存在耐药的情况下纳入结核性胸膜炎治疗管理，一旦获得耐药证据，即转入耐药结核病治疗管理。

（一）结核性胸膜炎诊断要求

根据《中国结核病防治工作规划指南 2008 年版》要求，结核性胸膜炎分为确诊病例和临床诊断病例。

1. 在胸腔积液中查到结核分枝杆菌或胸膜活检病理学检查为结核病变可为确诊病例。

2. 具有典型的胸膜炎症状及体征，同时符合以下辅助检查指标中至少一项者，或临床上可排除其他原因引起的胸腔积液，可诊断为结核性干性或渗出性胸膜炎。

（1）结核菌素皮肤试验反应≥15mm 或 IGRA 阳性。

（2）血清抗结核抗体阳性。

（3）肺外组织病理检查证实为结核病变。

（4）胸腔积液常规及生化检查符合结核性渗出液改变。

（二）结核性胸膜炎诊断和治疗流程

1. 结核性胸膜炎诊断流程

（1）影像学检查

1）胸片1次（发现胸水）。

2）胸水B超检查3次（胸水定位）。

3）CT 1次（胸水消失后观察胸膜病变）。

（2）胸水检查

1）胸腔穿刺3次或胸腔置管1次。

2）胸水常规、生化、腺苷脱氨酶、肿瘤标志物、胸水涂片、痰培养，普通菌培养；如涂阳或培养阳性则行药敏检查（传统药敏1次、分子生物学方法1次）。

（3）免疫诊断（无细菌学诊断依据时加做）：PPD、IGRAs、抗结核抗体任选一项，1次。

（4）经过上述检查，不能满足肺结核临床诊断条件的患者，尚需要进一步检查、试验性治疗，排除其他疾病，常见疾病有：

1）低蛋白血症、心功能不全所致胸水：补充蛋白质、利尿后观察胸水变化。

2）肺癌：对可疑肺癌者，需要进行下列检查、痰脱落细胞3次、血肿瘤标记物1次、纤维支气管镜及相关检查1次、经皮肺穿刺活检1次。

3）系统性疾病所致胸水：自身抗体检测1次。

4）必要时胸腔镜活检，明确诊断。

2. 结核性胸膜炎治疗流程　确诊病例及临床诊断病例一经确诊，纳入结核性胸膜炎治疗管理。

（1）结核性胸膜炎治疗方案

1）常规方案：2HRZE/10HRE（H：异烟肼，R：利福平，Z：吡嗪酰胺，E：乙胺丁醇，2个月强化期、10个月巩固期）。

2）对于病情严重或存在影响预后的合并症的患者，可适当延长疗。

3）特殊患者（如儿童、老年人、孕妇、使用免疫抑制以及发生药物不良反应等）可以在上述方案基础上调整药物剂量或药物。

（2）治疗监测

1）影像学：B超每周3次，直至胸水消失2周以上；胸片或CT在1、2月末、以后每3个月检测1次。

2）血常规：每个月检测1次。

3）尿常规：治疗前检查1次，有可疑肾脏损害或方案中包括注射剂时，每月复查1次。

4）肝功能：每个月检测1次。

5) 肾功能:每个月检测 1 次。

6) 血糖:治疗前检查一次,糖尿病患者每月复查 1 次。

7) 心电图(ECG):治疗前检查 1 次,有相关症状时随时检查。

8) 视力视野:有视力受损高风险人群治疗前检查 1 次,在治疗过程中出现视力下降及时复查。

附表3 结核性胸膜炎基本检查服务项目

检查时间	胸水	影像学	血常规	尿常规	肝功能	肾功能	血糖	心电图	视力视野
治疗前	+	+	+	+	+	+	+	+	±
第1月	−	+	+	±	+	+	±	±	±
第2月	−	+	+	±	+	+	±	±	−
第3月	−	+	+	±	+	+	±	±	±
第4月	−	−	+	−	+	+	±	±	±
第5月	−	+	+	−	+	+	±	±	±
第6月	−	+	+	−	+	+	±	±	±
第7月	−	+	+	−	+	+	±	±	±
第8月	−	−	+	−	+	+	±	±	±
第9月	−	+	+	−	+	+	±	±	±
第10月	−	+	+	−	+	+	±	±	±
第11月	−	−	+	−	+	+	±	±	±
第12月	−	+	+	−	+	+	±	±	±

注:+ 表示必查项目,− 表示不需检查,± 表示在一定条件下需要检查。

(3) 辅助治疗:抗结核药物中异烟肼、利福平、吡嗪酰胺对肝脏有损伤,对于有肝损害倾向的患者,可以口服保肝药物预防肝损害的发生,每月 300 元。

(三) 住院诊断和治疗

结核性胸膜炎患者早期治疗以住院治疗为主,完成胸腔穿刺,直至胸水消失,住院日为 14~21 天。

1. 住院指征

(1) 存在较重合并症或并发症者。

(2) 出现较重不良反应,需要住院进一步处理者。

(3) 需要有创操作(如活检)或手术者。

(4) 合并症诊断不明确,需要住院继续诊疗者。

（5）其他情况需要住院者。

2．住院基本检查项目

（1）血常规、尿常规。

（2）感染性疾病筛查（乙肝、丙肝、艾滋病等）。

（3）肝肾功能、电解质、血糖、血沉（或 C 反应蛋白）、血尿酸。

（4）痰抗酸杆菌涂片、痰分枝杆菌培养，药物敏感试验及菌种鉴定，分子生物学方法筛查耐药。

（5）支气管镜检查（怀疑存在支气管结核或肿瘤患者）。

（6）胸片、胸部 CT 检查（需与其他疾病鉴别诊断或胸片显示不良者）。

（7）痰查癌细胞、血液肿瘤标志物（癌胚抗原等）（怀疑合并肿瘤患者）。

（8）胸部超声（怀疑胸腔积液、心包积液患者）。

（9）腹部超声检查（可疑有肝脏、肾脏、腹腔淋巴结异常或腹腔积液者）。

（10）心电图。

（11）尿妊娠试验（育龄期妇女）。

（12）细胞免疫功能检查（怀疑免疫异常患者）。

（13）视力及视野、眼底检查（有视神经损害或视力下降时）。

3．根据住院指征，进行特定的检查和治疗项目。

抗结核治疗过程中出现抗结核药物引起的不良反应、严重并发症等情况时，需要在原有检查、治疗项目外增加相应的服务项目。见附表 7、附表 8 抗结核治疗中不良反应及并发症的处理。

四、异烟肼单耐药肺结核诊断和治疗路径

本路径适用于异烟肼单耐药肺结核的诊断、治疗。

（一）基本概念

根据《中盖结核病项目三期肺结核患者诊疗管理工作技术指南》定义：异烟肼单耐药肺结核指经分子生物学和（或）传统药敏检测，结果为异烟肼耐药，利福平敏感。

（二）异烟肼单耐药肺结核诊断和治疗流程

1．异烟肼单耐药肺结核诊断流程

（1）细菌学（病原学）检查

1）痰涂片 3 次，痰培养 1 次。

2）涂阳或培养阳性：药敏检查（传统药敏 1 次、分子生物学方法 1 次）。

（2）影像学检查：胸片或 CT 1 次。

2. 异烟肼单耐药肺结核患者治疗流程　确诊异烟肼单耐药肺结核后,纳入耐药肺结核治疗管理。

(1) 异烟肼单耐药肺结核治疗方案

1) 常规方案:9RZELfx(R:利福平,Z:吡嗪酰胺,E:乙胺丁醇,Lfx　左氧氟沙星,全疗程为 9 个月,不论初治、复治,异烟肼单耐药肺结核菌均治疗 9 个月)。

2) 对于病情严重或存在影响预后的合并症的患者,可适当延长疗程。

3) 特殊患者(如儿童、老年人、孕妇、使用免疫抑制以及发生药物不良反应等)可以在上述方案基础上调整药物剂量或药物。

(2) 治疗监测:根据原卫生部《耐多药肺结核临床路径》(2012 年版)要求的检查项目进行相关的检查,其中基本检查服务项目见附表 4。

1) 痰抗酸菌涂片和结核分枝杆菌培养:治疗前检测 1 次;治疗期每 2 个月检测 1 次。

2) 影像学:治疗前检测 1 次;治疗期间每 3 个月检测 1 次。

3) 血、尿常规:治疗前检测 1 次;治疗期间每个月检测 1 次,必要时适当增加检测频率。

4) 肝功能(必要时做尿酸测定):治疗前检测 1 次;治疗期间每个月检测 1 次;对具备肝功能损害高风险的患者,或已出现肝功能损害症状的患者,可适当增加检测频率。

5) 肾功能(包括血糖):治疗前检测 1 次;治疗期间每个月检测 1 次;出现肾功能损害风险时增加检测频率。

6) 听力:治疗前检查 1 次(记录是否有听力下降),治疗过程中有听力下降及时复查。

7) 视力视野:治疗前检查 1 次(记录是否有视力下降,有高风险患者,如可疑糖尿病视网膜病变者需要到眼科检查),治疗过程中出现视力下降及时复查 1 次。

8) 心电图:治疗前检查一次,有相关症状时随时检查。

附表 4　异烟肼单耐药肺结核基本检查服务项目

检查时间	涂片	培养	影像学	血、尿常规	肝、肾功能	心电图	听力	视力视野
治疗前	+	+	+	+	+	+	+	+
第 1 月	+	+	−	+	+	±	±	±
第 2 月	+	+	−	+	+	±	±	±
第 3 月	+	+	+	+	+	±	±	±
第 4 月	+	+	−	+	+	±	±	±

续表

检查时间	涂片	培养	影像学	血、尿常规	肝、肾功能	心电图	听力	视力视野
第5月	+	+	−	+	+	±	±	±
第6月	+	+	+	+	+	±	±	±
第7月	+	+	−	+	+	±	±	±
第8月	+	+	−	+	+	±	±	±
第9月	+	+	+	+	+	±	±	±

（3）辅助治疗：抗结核药物中利福平、吡嗪酰胺对肝脏有损伤，对于有肝损害倾向的患者，可以口服保肝药物预防肝损害的发生。

（三）住院诊断和治疗

普通初治肺结核患者以不住院治疗为主，对具有以下指征的患者，可考虑在当地结核病定点医疗机构住院治疗，标准住院日为 21~28 天。

1. 住院指征

（1）存在较严重合并症或并发症者。

（2）出现较严重不良反应，需要住院进一步处理者。

（3）需要有创操作（如活检）或手术者。

（4）合并症诊断不明确，需要住院继续诊疗者。

（5）其他情况需要住院者。

2. 住院基本检查项目

（1）血常规、尿常规。

（2）感染性疾病筛查（乙肝、丙肝、艾滋病等）。

（3）肝肾功能、电解质、血糖、血沉（或 C 反应蛋白）、血尿酸。

（4）痰抗酸杆菌涂片、痰分枝杆菌培养，药物敏感试验及菌种鉴定，分子生物学方法筛查耐药。

（5）支气管镜检查（怀疑存在支气管结核或肿瘤患者）。

（6）胸片、胸部 CT 检查（需与其他疾病鉴别诊断或胸片显示不良者）。

（7）痰查癌细胞、血液肿瘤标志物（癌胚抗原等）（怀疑合并肿瘤患者）。

（8）胸部超声（怀疑胸腔积液、心包积液患者）。

（9）腹部超声检查（可疑有肝脏、肾脏、腹腔淋巴结异常或腹腔积液者）。

（10）心电图。

（11）尿妊娠试验（育龄期妇女）。

（12）细胞免疫功能检查（怀疑免疫功能异常患者）。

（13）视力及视野、眼底检查（有视神经损害或视力下降时）。

3. 根据住院指征,进行特定的检查和治疗项目。

抗结核治疗过程中出现抗结核药物引起的不良反应、严重并发症等情况时,需要在原有检查、治疗项目外增加相应的服务项目。见附表 7、附表 8 抗结核治疗中不良反应及并发症的处理。

五、利福平单耐药和耐多药肺结核诊断和治疗路径

本路径适用于利福平单耐药和耐多药(MDR)肺结核的诊断和治疗。

(一) 基本概念

根据《中盖结核病项目三期肺结核患者诊疗管理工作技术指南》定义:

1. 利福平单耐药肺结核指经分子生物学和(或)传统药敏检测,结果为利福平耐药,异烟肼敏感。

2. 耐多药肺结核指经分子生物学和(或)传统药敏检测结果为利福平和异烟肼均耐药。

(二) 利福平单耐药及耐多药肺结核诊断和治疗流程

1. 诊断流程
(1) 细菌学(病原学)检查
1) 痰涂片 3 次,痰培养 1 次。
2) 涂阳或培养阳性:药敏检查(传统药敏 1 次、分子生物学方法 1 次)。
(2) 影像学检查:胸片或 CT 1 次。
2. 治疗流程　确诊利福平单耐药或 MDR 肺结核后,纳入耐多药肺结核治疗管理。
(1) 治疗方案
1) 利福平单耐药肺结核治疗方案:6H Z Cm(Am)Lfx(Mfx)Pto Cs(PAS,E)/14-18H Z Lfx(Mfx)Pto Cs(PAS,E)。

如果明确异烟肼敏感,则巩固期 14 个月;如果异烟肼耐药状态不详,则巩固期疗程 18 个月。

2) 耐多药肺结核治疗方案:6 Z Cm(Am)Lfx(Mfx)Pto Cs(PAS,E)/14-18 Z Lfx(Mfx)Pto Cs(PAS,E)。

强化期结束涂阳或治疗有效且能够耐受者,可延长注射剂至 8 个月;未接受过二线药物治疗的原发耐药肺结核病巩固期治疗 14 个月,其余耐多药肺结核巩固期治疗 18 个月。

(2) 治疗监测:根据原卫生部《耐多药肺结核临床路径》(2012 年版)要求的检查项目进行相关的检查,其中基本检查服务项目见附表 5。

1) 痰抗酸菌涂片和结核分枝杆菌培养:治疗前检测 1 次;注射期每个月检测 1 次;非注射期每 2 个月检测 1 次。

2) 影像学:治疗前检测 1 次;治疗期间每 3 个月检测 1 次。

3) 血、尿常规:治疗前检测 1 次;治疗期间每个月检测 1 次,必要时适当增加检测频率。

4) 肝功能(必要时做尿酸测定):治疗前检测 1 次;治疗期间每个月检测 1 次;对具备肝功能损害高风险的患者,或已出现肝功能损害症状的患者,可适当增加检测频率。

5) 肾功能(包括血糖):治疗前检测 1 次;治疗期间每个月检测 1 次;出现肾功能损害风险时增加检测频率。

6) 电解质:治疗前检查 1 次,使用卷曲霉素者每月复查 1 次,出现相关症状增加检查次数。

7) 促甲状腺素(TSH):治疗前检测一次,使用 Pto 或 PAS 的患者出现甲状腺功能低下相关症状时复查。

8) 听力:治疗前检查 1 次(记录是否有听力下降),治疗过程中有听力下降及时复查。

9) 视力视野:治疗前检查 1 次(记录是否有视力下降,有高风险患者,如可疑糖尿病视网膜病变者需要到眼科检查),治疗过程中出现视力下降及时复查 1 次。

10) 心电图(ECG):治疗前检查一次,有相关症状时随时检查。

附表 5　利福平单耐药及耐多药肺结核基本检查服务项目

检查时间	涂片	培养	影像学	血、尿常规	肝、肾功能	电解质	TSH	ECG	听力	视力视野
治疗前	+	+	+	+	+	+	+	+	+	+
第 1 月	+	+	−	+	+	±	±	±	±	±
第 2 月	+	+	−	+	+	±	±	±	±	±
第 3 月	+	+	+	+	+	±	±	±	±	±
第 4 月	+	+	−	+	+	±	±	±	±	±
第 5 月	+	+	−	+	+	±	±	±	±	±
第 6 月	+	+	+	+	+	±	±	±	±	±
第 7 月	+	+	−	+	+	±	±	±	±	±
第 8 月	+	+	−	+	+	±	±	±	±	±
第 9 月	+	+	+	+	+	±	±	±	±	±

续表

检查时间	涂片	培养	影像学	血、尿常规	肝、肾功能	电解质	TSH	ECG	听力	视力视野
第10月	+	+	-	+	+	±	±	±	±	±
第11月	+	+	-	+	+	±	±	±	±	±
第12月	+	+	+	+	+	±	±	±	±	±
第13月	-	-	-	+	+	-	±	±	±	±
第14月	+	+	-	+	+	-	±	±	±	±
第15月	-	-	+	+	+	-	±	±	±	±
第16月	+	+	-	+	+	-	±	±	±	±
第17月	-	-	-	+	+	-	±	±	±	±
第18月	+	+	+	+	+	-	±	±	±	±
第19月	-	-	-	+	+	-	±	±	±	±
第20月	+	+	-	+	+	-	±	±	±	±
第21月	-	-	+	+	+	-	±	±	±	±
第22月	+	+	-	+	+	-	±	±	±	±
第23月	-	-	-	+	+	-	±	±	±	±
第24月	+	+	+	+	+	-	±	±	±	±

（3）辅助治疗：抗结核药物中吡嗪酰胺、丙硫异烟胺等药物对肝脏有损伤，对于有肝损害倾向的患者，可以口服保肝药物预防肝损害的发生。

（三）住院诊断和治疗

利福平单耐药及 MDR 耐药患者早期宜住院治疗，以利于观察药物不良反应，可考虑在当地结核病定点医疗机构住院治疗，标准住院日为 60 天。

1. 住院指征

（1）存在较重合并症或并发症者。

（2）出现较重不良反应，需要住院进一步处理者。

（3）需要有创操作（如活检）或手术者。

（4）合并症诊断不明确，需要住院继续诊疗者。

（5）其他情况需要住院者。

2. 住院基本检查项目

（1）血常规、尿常规。

（2）感染性疾病筛查（乙肝、丙肝、艾滋病等）。

（3）肝肾功能、电解质、血糖、血沉（或 C 反应蛋白）、血尿酸。

（4）痰抗酸杆菌涂片、痰分枝杆菌培养，药物敏感试验及菌种鉴定，分子生物学方法筛查耐药。

（5）支气管镜检查（怀疑存在支气管结核或肿瘤患者）。

（6）胸片、胸部 CT 检查（需与其他疾病鉴别诊断或胸片显示不良者）。

（7）痰查癌细胞、血液肿瘤标志物（癌胚抗原等）（怀疑合并肿瘤患者）。

（8）胸部超声（怀疑胸腔积液、心包积液患者）。

（9）腹部超声检查（可疑有肝脏、肾脏、腹腔淋巴结异常或腹腔积液者）。

（10）心电图。

（11）尿妊娠试验（育龄期妇女）。

（12）细胞免疫功能检查（怀疑免疫异常患者）。

（13）视力及视野、眼底检查（有视神经损害或视力下降时）。

3. 根据住院指征，进行特定的检查和治疗项目。

抗结核治疗过程中出现抗结核药物引起的不良反应、严重并发症等情况时，需要在原有检查、治疗项目外增加相应的服务项目。见附表 7、附表 8 抗结核治疗中不良反应及并发症的处理。

六、广泛耐药肺结核诊断和治疗路径

本路径适用于广泛耐药肺结核的诊断和治疗。

（一）基本概念

根据《中盖结核病项目三期肺结核患者诊疗管理工作技术指南》定义：广泛耐药肺结核指经分子生物学检测 / 传统药敏检测结果为利福平、异烟肼、氟喹诺酮及二线注射剂均耐药。

（二）广泛耐药肺结核诊断和治疗流程

1. 诊断流程

（1）细菌学（病原学）检查

1）痰涂片 3 次，痰培养 1 次。

2）涂阳或培养阳性：药敏检查（传统药敏 1 次、分子生物学方法 1 次）。

（2）影像学检查：胸片或 CT 1 次。

2. 治疗流程　确诊广泛耐药肺结核后，纳入广泛耐药肺结核治疗管理。

（1）广泛耐药肺结核标准化治疗方案：12 Z Cm（Am）Mfx Pto Cs（PAS）Cfz（Amx/Clv）/18 Z Mfx Pto Cs（PAS）Cfz（Amx/Clv）。

（2）治疗监测：根据卫生部《耐多药肺结核临床路径》（2012 年版）要求的检查项目进行相关的检查，其中基本检查服务项目见附表6。

1）痰抗酸菌涂片和结核分枝杆菌培养：治疗前检测 1 次；注射期每个月检测 1 次；非注射期每 2 个月检测 1 次。

2）影像学：治疗前检测 1 次；治疗期间每 3 个月检测 1 次。

3）血、尿常规：治疗前检测 1 次；治疗期间每个月检测 1 次，必要时适当增加检测频率。

4）肝功能（必要时做尿酸测定）：治疗前检测 1 次；治疗期间每个月检测 1 次；对具备肝功能损害高风险的患者，或已出现肝功能损害症状的患者，可适当增加检测频率。

5）肾功能（包括血糖）：治疗前检测 1 次；治疗期间每个月检测 1 次；出现肾功能损害风险时增加检测频率。

6）电解质：治疗前检查 1 次，使用卷曲霉素者每月复查 1 次，出现相关症状增加检查次数。

7）促甲状腺素（TSH）：治疗前检测一次，使用 Pto 或 PAS 的患者出现甲状腺功能低下相关症状时复查。

8）听力：治疗前检查 1 次（记录是否有听力下降），治疗过程中有听力下降及时复查。

9）视力视野：治疗前检查 1 次（记录是否有视力下降，有高风险患者，如可疑糖尿病视网膜病变者需要到眼科检查），治疗过程中出现视力下降及时复查 1 次。

10）心电图（ECG）：治疗前检查一次，有相关症状时随时检查。

附表6　广泛耐药肺结核基本检查服务项目

检查时间	涂片	培养	影像学	血、尿常规	肝、肾功能	电解质	TSH	ECG	听力	视力视野
治疗前	+	+	+	+	+	+	+	+	+	+
第1月	+	+	-	+	+	±	±	±	±	±
第2月	+	+	-	+	+	±	±	±	±	±
第3月	+	+	+	+	+	±	±	±	±	±
第4月	+	+	-	+	+	±	±	±	±	±
第5月	+	+	-	+	+	±	±	±	±	±
第6月	+	+	+	+	+	±	±	±	±	±

续表

检查时间	涂片	培养	影像学	血、尿常规	肝、肾功能	电解质	TSH	ECG	听力	视力视野
第7月	+	+	-	+	+	±	±	±	±	±
第8月	+	+	-	+	+	±	±	±	±	±
第9月	+	+	+	+	+	±	±	±	±	±
第10月	+	+	-	+	+	±	±	±	±	±
第11月	+	+	-	+	+	±	±	±	±	±
第12月	+	+	+	+	+	±	±	±	±	±
第13月	-	-	-	+	+	-	±	±	±	±
第14月	+	+	-	+	+	-	±	±	±	±
第15月	-	-	+	+	+	-	±	±	±	±
第16月	+	+	-	+	+	-	±	±	±	±
第17月	-	-	-	+	+	-	±	±	±	±
第18月	+	+	+	+	+	-	±	±	±	±
第19月	-	-	-	+	+	-	±	±	±	±
第20月	+	+	-	+	+	-	±	±	±	±
第21月	-	-	+	+	+	-	±	±	±	±
第22月	+	+	-	+	+	-	±	±	±	±
第23月	-	-	-	+	+	-	±	±	±	±
第24月	+	+	+	+	+	-	±	±	±	±
第25月	-	-	-	+	+	-	±	±	±	±
第26月	+	+	-	+	+	-	±	±	±	±
第27月	-	-	+	+	+	-	±	±	±	±
第28月	+	+	-	+	+	-	±	±	±	±
第29月	-	-	-	+	+	-	±	±	±	±
第30月	+	+	+	+	+	-	±	±	±	±

（3）辅助治疗：抗结核药物中吡嗪酰胺、丙硫异烟胺等药物对肝脏有损伤，对于有肝损害倾向的患者，可以口服保肝药物预防肝损害的发生。

（三）住院诊断和治疗

利福平单耐药及 MDR 耐药患者早期宜住院治疗，以利于观察药物不良反应，可考虑在当地结核病定点医疗机构住院治疗，标准住院日为 60 天。

1. 住院指征

（1）存在较严重合并症或并发症者。

（2）出现较严重不良反应，需要住院进一步处理者。

（3）需要有创操作（如活检）或手术者。

（4）合并症诊断不明确，需要住院继续诊疗者。

（5）其他情况需要住院者。

2. 住院基本检查项目

（1）血常规、尿常规。

（2）感染性疾病筛查（乙肝、丙肝、艾滋病等）。

（3）肝肾功能、电解质、血糖、血沉（或 C 反应蛋白）、血尿酸。

（4）痰抗酸杆菌涂片、痰分枝杆菌培养，药物敏感试验及菌种鉴定，分子生物学方法筛查耐药。

（5）支气管镜检查（怀疑存在支气管结核或肿瘤患者）。

（6）胸片、胸部 CT 检查（需与其他疾病鉴别诊断或胸片显示不良者）。

（7）痰查癌细胞、血液肿瘤标志物（癌胚抗原等）（怀疑合并肿瘤患者）。

（8）胸部超声（怀疑胸腔积液、心包积液患者）。

（9）腹部超声检查（可疑有肝脏、肾脏、腹腔淋巴结异常或腹腔积液者）。

（10）心电图。

（11）尿妊娠试验（育龄期妇女）。

（12）细胞免疫功能检查（怀疑免疫异常患者）。

（13）视力及视野、眼底检查（有视神经损害或视力下降时）。

3. 根据住院指征，进行特定的检查和治疗项目。

抗结核治疗过程中出现抗结核药物引起的不良反应、严重并发症等情况时，需要在原有检查、治疗项目外增加相应的服务项目。见附表 7、附表 8 抗结核治疗中不良反应及并发症的处理。

附表 7　抗结核治疗中不良反应的处理

种类	处理指征	所需检查 / 药物
单纯胃肠反应	恶心、呕吐	肝功能 1 次 吉法酯 2 个月（强化期应用较多）

续表

种类	处理指征	所需检查 / 药物
肝脏毒性	恶心、呕吐、食欲减退、黄疸,转氨酶大于正常 2 倍	肝功能(在原有基础上增加 4 次) 凝血全项 1 次 加强保肝治疗(根据肝脏损伤程度,选用一种或以上不同机制保肝药物,如:甘草酸类、水飞蓟宾类、硫普罗宁、双环醇等)14 天 必要时加用甲泼尼龙 80mg/d,7 天内减停 肝衰竭者,除上述保肝治疗外,尚需行人工肝替代治疗 1 次 / 日,7 天
肾脏毒性	尿蛋白 ++ 及以上或肌酐正常 1.3 倍以上	肾功能(在原有基础上增加 4 次) 尿常规(在原有基础上增加 4 次) 激素治疗 甲强龙 80mg/d,7 天内减停;或 强的松 30mg/d,14 天内减停; 对症治疗(如金水宝) 4 个月 透析(最多 2 次)
耳毒性和前庭功能障碍	耳鸣、听力下降、眩晕	复合维生素 B,4 个月
电解质紊乱	钾、钠、钙、氯,纠正紊乱	电解质 4 次 静脉或口服补充电解质 7 天
关节痛或肌肉痛	尿酸升高,且有关节痛症状	血尿酸(含在肾功能检测中)4 次 别嘌呤醇或苯溴马隆 2 个月(强化期应用)
血液系统损害(白细胞减低)	WBC ≤ 3.0×10^9/L	血常规(在原有基础上增加 4 次) 利可君或鲨肝醇,4 个月
过敏反应	皮疹、药物热	血常规(在原有基础上增加 4 次) 肝功能(在原有基础上增加 4 次) 肾功能(在原有基础上增加 4 次) 尿常规(在原有基础上增加 2 次) 甲强龙 40mg,10 支, 氯雷他定 10mg/d 或马来酸氯苯那敏 4mg/d,14 天
外周神经炎	指端麻木、疼痛	复合维生素 B,4 个月
视神经炎	视力下降	复合维生素 B,4 个月
中枢神经病变	失眠、头痛	复合维生素 B,4 个月

附表 8　肺结核并发症的处理

种类	处理方法	所需检查 / 药物
咯血处理	首先血常规、血型检查、配血、止血治疗(包括静脉、口服)、预防感染治疗,拍胸片了解肺部情况、痰检	血常规 2 次 血型 1 次 配血 1 次 出凝血时间(凝血功能)1 次 痰涂片 3 次、痰培养 1 次 胸片 2 次
		脑垂体后叶素 6U/ 支,10 支 氨甲环酸 2 支 / 天,10 天 云南白药 0.5g/ 次,3 次 / 天,14 天 抗感染治疗 7 天
气胸	首先血常规检查,胸腔闭式引流术,单纯水封瓶引流,抗感染治疗,动态观察,拍胸片了解肺复张情况	血常规 3 次 1 次胸片 4 次
		胸腔闭式引流术 1 次,水封瓶(双瓶)3 个
		抗感染治疗 7 天 中换药 6 次
肺部感染	血常规检查,痰普通细菌、真菌培养及药敏试验,抗感染治疗,胸片检查,对症处理	血常规 4 次 痰普通细菌培养及药敏 1 次 痰真菌培养及药敏 1 次 胸片 2 次
		持续低流量氧气吸入 7 天 抗感染治疗 14 天
心力衰竭	首先心电图检查,电解质检查;强心,利尿,抗感染治疗	心电图 2 次,心电监护 7 天 血气分析 7 次 电解质 2 次 血常规 4 次 尿常规 2 次 肝功能 2 次 肾功能 2 次 胸片 2 次
		持续低流量吸氧 14 天 强心治疗 5 天 利尿治疗 14 天 抗感染治疗 14 天

续表

种类	处理方法	所需检查 / 药物
呼吸衰竭	首先心电图检查,电解质检查,血气分析;抗感染治疗	心电图 2 次,心电监护 7 天
		血气分析 14 次
		电解质 2 次
		血常规 4 次
		尿常规 2 次
		肝功能 2 次
		肾功能 2 次
		胸片 4 次
		吸氧 14 天
		呼吸兴奋剂 7 天
		盐酸氨溴索 14 天
		抗感染治疗 14 天

（高孟秋）